虹膜识别关键技术的研究与应用

周 俊　杨 眉　韩国兴　著

电子工业出版社

Publishing House of Electronics Industry

北京·BEIJING

内 容 简 介

本书介绍了虹膜识别技术相关的概念和应用，重点对虹膜定位、眼睑和睫毛检测、虹膜特征提取等虹膜识别关键技术进行了研究，并提出了相应的算法；本书还研究了如何从虹膜特征中提取密钥，并将密钥与高级加密标准 AES 结合应用于图像加密。

本书适合从事图像处理、生物特征识别研究方向的研究人员阅读，也可作为相关专业研究生的参考资料。

未经许可，不得以任何方式复制或抄袭本书之部分或全部内容。
版权所有，侵权必究。

图书在版编目（CIP）数据

虹膜识别关键技术的研究与应用 / 周俊，杨眉，韩国兴著.—北京：电子工业出版社，2022.5
ISBN 978-7-121-43368-9

Ⅰ．①虹… Ⅱ．①周… ②杨… ③韩… Ⅲ．①虹膜－图像识别－研究 Ⅳ．①R322.9

中国版本图书馆 CIP 数据核字（2022）第 073646 号

责任编辑：刘小琳
印　　刷：北京天宇星印刷厂
装　　订：北京天宇星印刷厂
出版发行：电子工业出版社
　　　　　北京市海淀区万寿路 173 信箱　邮编：100036
开　　本：720×1 000　1/16　印张：10.25　字数：165 千字
版　　次：2022 年 5 月第 1 版
印　　次：2024 年 1 月第 2 次印刷
定　　价：89.00 元

凡所购买电子工业出版社图书有缺损问题，请向购买书店调换。若书店售缺，请与本社发行部联系，联系及邮购电话：(010) 88254888，88258888。
质量投诉请发邮件至 zlts@phei.com.cn，盗版侵权举报请发邮件至 dbqq@phei.com.cn。
本书咨询联系方式：liuxl@phei.com.cn，(010) 88254538。

前　言

虹膜识别技术是生物识别技术的一种，相对其他生物识别技术而言具有更高的安全性。虹膜识别关键技术涉及虹膜采集、虹膜定位、虹膜干扰检测、虹膜特征提取等，针对上述虹膜识别关键技术，作者开展了以下研究工作。

针对经典定位方法较慢的问题，本书提出了一种基于圆几何特征的虹膜快速定位方法。基于行列扫描的方法找到瞳孔的4对切点，根据4对切点对瞳孔参数进行粗定位，利用内外边缘中心的耦合性，采用微积分方法对虹膜边缘进行精确定位。实验结果表明，该方法在定位准确率和速度上优于经典虹膜识别方法。

本书提出了灰度形态学和梯度变换相结合的不均匀光照条件下的虹膜定位方法。首先，利用灰度形态学运算处理虹膜图像，对处理后的图像进行阈值化，提取并修复瞳孔区；应用最小二乘法对瞳孔区下部边缘点进行内边缘粗拟合。其次，根据外边缘点所在区域的灰度梯度确定虹膜外边缘点，利用最小二乘法进行外边缘粗拟合。最后，利用微积分方法精确定位虹膜边缘。实验结果表明，该方法能有效消除不均匀光照条件下光源像点、光斑和睫毛的干扰，能快速、准确地定位出虹膜边缘，在定位准确率和速度上优于经典方法。该方法的抗干扰性和健壮性强，可应用于特殊环境中采集条件较差的应用场景。

本书提出了一种眼睑检测和睫毛检测方法。首先，对眼睑区进行灰度形态学运算以去除睫毛、光斑的影响；其次，根据眼睑边缘的灰度特点提取边缘点，用最小二乘法对边缘点进行上下眼睑边缘拟合；最后，对眼睑边缘进行精确定位。根据虹膜区的灰度自适应生成阈值对睫毛进行分割。实验结果表明，眼睑检测方法能有效、快速地检测眼睑，睫毛检测方法能有效且最大程度地检测出睫毛。

本书提出了基于小波分析理论的虹膜特征提取方法。本书利用 Haar 小波对虹膜归一化图像进行 3 层二维小波分解，并提取第 3 层的高频小波系数作为虹膜特征，对提取的虹膜特征编码调制成 375 bit 特征编码。虹膜纹理特征较多地蕴含在高频空间中，因此提取的虹膜特征在表示特征能力上存在不足。本书针对此类问题提出了一种基于小波包多尺度分解的虹膜识别方法，利用阈值将小波包分解后的第 2 层对角高频子带图调制为虹膜特征编码，利用海明距离对特征进行识别。实验结果表明，基于小波分析的虹膜特征提取方法在虹膜识别性能上优于经典虹膜特征提取方法，而基于小波包的虹膜特征提取方法进一步提高了虹膜识别性能，优于基于小波分析的虹膜特征提取方法及经典虹膜特征提取方法。

本书提出了基于虹膜特征的密钥生成方法。本书采用随机映射函数，从虹膜特征编码中随机提取二进制位充当密钥，并利用 χ^2 检验测试了密钥提取的随机性。利用 NIST（美国国家标准与技术研究院）的测试标准对密钥进行随机性测试，实验结果表明，本书提取的密钥满足随机性要求。本书设计了密钥的储存和释放方式，达到了双因子（虹膜+令牌）保护密钥的效果。此外，本书还提出了基于虹膜特征密钥和 AES 的图像加密方法，从图像加密效果来看，加密图像的安全性较经典 Arnold 变换置乱方法的安全性高。

本书的出版得到了重庆市教育委员会科学技术研究计划"基于小波包分析的虹膜识别关键技术研究"重点项目资助（项目编号 KJZD-K202004401），重庆商务职业学院人工智能技术应用协同创新中心，重庆商务职业学院高层次人才启动项目基金的支持；同时，本书也是重庆商务职业学院人工智能技术应用协同创新中心"重庆商务职业学院高层次人才启动项目"的阶段性成果。本书实验采用的图像库为中国科学院自动化研究所 CASIA 虹膜图像库，在此一并致谢。

周俊
2022 年 1 月

目　录

第1章　绪论 ·· 001
  1.1　虹膜识别技术概述 ·· 002
    1.1.1　虹膜的生理结构 ·· 003
    1.1.2　虹膜识别技术的发展现状 ······································· 004
    1.1.3　虹膜识别系统原理 ·· 005
    1.1.4　生物特征识别技术指标 ··· 006
  1.2　生物特征识别技术的应用 ·· 008
    1.2.1　ABIS ··· 011
    1.2.2　BAT ·· 012
    1.2.3　HIIDE ·· 013
    1.2.4　BISA ··· 013
  1.3　虹膜识别研究的难点 ·· 015
    1.3.1　虹膜的远距离采集 ·· 015
    1.3.2　虹膜定位 ··· 015
    1.3.3　虹膜特征提取 ·· 015
    1.3.4　虹膜识别质量评价体系 ··· 016

第2章　虹膜图像的采集和质量评价 ·· 017
  2.1　虹膜图像采集 ·· 018
    2.1.1　Daugman 虹膜图像采集系统 ·································· 019
    2.1.2　Wildes 图像采集系统 ·· 020
  2.2　虹膜图像质量评价 ·· 022
    2.2.1　虹膜图像质量评价方法 ··· 023
    2.2.2　虹膜防伪性检验 ·· 025
  2.3　CASIA 虹膜图像库 ··· 026
  2.4　本章小结 ·· 027

第3章 虹膜定位·····029
3.1 相关工作与分析·····030
3.1.1 微积分方法·····031
3.1.2 Hough 变换方法·····032
3.1.3 最小二乘拟合方法·····034
3.1.4 基于圆几何特征的方法·····036
3.1.5 主动轮廓模型方法·····037
3.1.6 粗定位与精定位结合的方法·····038
3.2 虹膜图像平滑去噪·····039
3.3 基于圆几何特征的快速虹膜定位方法·····042
3.3.1 虹膜内边缘粗定位·····042
3.3.2 虹膜内外边缘精定位·····046
3.4 不均匀光照下的虹膜定位算法·····047
3.4.1 数学形态学基础·····047
3.4.2 不均匀光照对虹膜定位的影响·····050
3.4.3 基于灰度形态学的虹膜内边缘粗定位算法·····052
3.4.4 基于梯度变换的虹膜外边缘粗定位算法·····058
3.4.5 虹膜内外边缘精定位·····061
3.4.6 实验结果与分析·····061
3.5 本章小结·····064

第4章 虹膜干扰检测与归一化·····065
4.1 相关工作与分析·····066
4.1.1 眼睑检测方法·····067
4.1.2 睫毛检测方法·····068
4.1.3 归一化方法·····068
4.2 新眼睑检测方法·····069
4.2.1 上眼睑检测·····070
4.2.2 下眼睑检测·····074
4.2.3 眼睑精确定位·····078
4.3 新睫毛检测方法·····078
4.4 实验结果与分析·····080

- 4.5 虹膜归一化 082
  - 4.5.1 Rubber-Sheet 归一化模型 082
  - 4.5.2 归一化分辨率的确定 085
- 4.6 本章小结 085

第5章 虹膜特征提取与匹配 087

- 5.1 相关工作与分析 089
  - 5.1.1 二维 Gabor 方法 089
  - 5.1.2 高斯—拉普拉斯金字塔方法 091
  - 5.1.3 小波变换方法 092
  - 5.1.4 图像的二维离散小波分解 094
- 5.2 基于 Haar 小波的虹膜特征提取方法 097
  - 5.2.1 特征提取区域划分 097
  - 5.2.2 Haar 小波分解 100
  - 5.2.3 特征提取 102
  - 5.2.4 特征编码 103
  - 5.2.5 编码匹配 104
  - 5.2.6 实验结果与分析 106
  - 5.2.7 总体分析 107
  - 5.2.8 方法性能对比 107
- 5.3 基于小波包分析的虹膜特征提取方法 110
  - 5.3.1 小波包分解 110
  - 5.3.2 基于 sym2 小波包分解的虹膜特征提取 111
  - 5.3.3 实验结果与分析 113
- 5.4 本章小结 116

第6章 基于虹膜特征密钥的图像加密 117

- 6.1 相关工作及分析 118
  - 6.1.1 密钥生成的方法 118
  - 6.1.2 密钥随机性测试标准 120
  - 6.1.3 AES 加密算法及其安全性 129
  - 6.1.4 图像的 Arnold 置乱加密 134

6.2 基于虹膜特征的密钥提取 ································· 136
　　6.2.1 密钥提取方法 ································· 136
　　6.2.2 密钥提取的随机性分析 ·························· 137
6.3 基于虹膜特征密钥和 AES 的图像加密方法 ················ 140
6.4 密钥的存储和释放 ································· 140
6.5 实验结果与分析 ································· 142
　　6.5.1 密钥的随机性测试 ······························ 142
　　6.5.2 图像加密效果与分析 ···························· 145
6.6 本章小结 ································· 148

参考文献 ································· 149

第1章

绪 论

1.1 虹膜识别技术概述

自美国 9·11 恐怖事件之后,各类恐怖事件频频发生,从中暴露出传统身份认证手段安全性差这个致命缺点,我们必须寻求更加安全可靠、使用方便的身份鉴别手段。实际上,人是独特的意味着其自身的生物特征也是独特的,由于生物特征具有唯一性、普遍性和持久性等特点,所以可以采用其本身独有的方式作为身份识别手段。同时,与传统的我所拥有的或我所知道的身份鉴别手段相比,基于生物特征识别技术的身份识别方法具有安全性高、不易遗忘或丢失、防伪性能好、可随身携带等特点。

虹膜特征识别作为生物特征识别的一种,相比其他生物特征识别技术具有较为明显的优势,被认为是最安全、最精确的识别方法。生物特征识别技术特性比较如表 1.1 所示。

表 1.1　生物特征识别技术特性比较

识别技术	普遍性	独特性	持久性	可采集性	实用性	可接受性	可欺骗性
指纹识别	中	高	高	中	高	中	中
人脸识别	高	低	中	高	低	高	高
掌纹识别	中	高	高	中	高	中	中
虹膜识别	高	高	高	中	高	低	低
语音识别	中	低	低	中	低	高	高
步态识别	中	低	低	高	低	高	中
签名识别	低	低	低	高	低	高	高

续表

识别技术	普遍性	独特性	持久性	可采集性	实用性	可接受性	可欺骗性
DNA 识别	高	高	高	低	高	低	低
人耳识别	中	中	高	中	中	高	中
视网膜识别	高	高	中	低	高	低	低

1.1.1 虹膜的生理结构

要想深入研究虹膜识别技术，必须对虹膜的生理构造、生理特性等进行详细了解，在此基础之上才能对虹膜识别技术有更加深刻的理解。

人出生前的随机发育过程造成了各自虹膜组织结构的差异，生物学家通过大量实验和观察发现，虹膜发育完成后，在人的一生中是稳定不变的。虹膜半径约为 6 mm，厚度约为 0.5 mm，根部较薄。虹膜表面凹凸不平，有皱褶和隐窝。血管在虹膜内分布不均匀，使虹膜内部表现出许多放射状纹理，这种纹理特征可用于身份识别。图 1.1 展示了虹膜结构及纹理示意图。

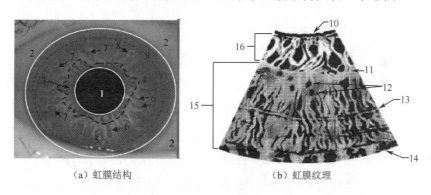

（a）虹膜结构　　　　　　（b）虹膜纹理

图 1.1　虹膜结构及纹理示意图

1—瞳孔；2—巩膜；3，16—瞳孔区；4—褶皱；5，15—睫状体区；6—径向沟；7，14—隐窝；
8—色素点；9—同心沟；10—瞳孔缘；11—卷缩轮；12—斑点；13—收缩沟

不同的人种，其虹膜中黑色素的含量不同，虹膜呈现的颜色也就不同，白色人种的虹膜呈蓝色或碧绿色，黑色人种的虹膜呈棕黑色，黄色人种的虹膜呈深浅不同的棕色。在可见光下可采集到白色人种清晰的虹膜图像，而对于黄色人种和黑色人种，则必须在具有一定穿透力的红外光的辅助下，才可以采集到较清晰的虹膜图像。本书的研究对象主要是黄色人种的灰度虹膜图像。

1.1.2 虹膜识别技术的发展现状

1987年，眼科专家Aran Safir和Leonard Florm首次提出了利用虹膜对身份进行认证，但是直到1991年，美国洛斯阿拉莫斯实验室的Johnson才研制出第一个虹膜识别原型系统。在现有的虹膜识别系统中，最典型也是商业化程度最高的是1993年剑桥大学Daugman研制的基于Gabor变换算法的虹膜识别系统。此外，比较典型的虹膜识别系统或算法还包括：1994年Wildes开发的虹膜身份认证系统，1997年Boles等人提出的基于一维小波变换过零检测的虹膜识别算法，2001年Lim等人提出的基于二维Haar小波变换的虹膜识别算法。在这些算法中，Wildes开发的系统只能用来进行身份认证，即1∶1的比对模式，而不能用来进行身份识别，功能比较单一；其他算法应用范围较窄，仅停留在理论研究阶段。

国内对虹膜识别技术的研究起步于20世纪末。1998年，王介生研制的虹膜识别装置申请了国家专利，该装置实现了对虹膜进行自动采集、处理和匹配等功能。2000年，中国科学院自动化研究所模式识别国家重点实验室提出了基于多通道Gabor滤波器的虹膜特征识别算法，并于2001年研制出了具有我国自主知识产权的虹膜识别原型系统，中国科学院自动化研究所的虹膜识别核心算法已经非排他性授权给美国Sarnoff公司、英国IrisGuard公司及美国肯塔基大学等机构，国内中科虹霸公司推出了基于中国科学院自动化研究所虹膜识别算法的虹膜识别仪，具有极高的可靠性、准确性和防伪性。从2001年开始，国内很多科研机构相继对虹膜识别技术进行了广泛的研究，主要包括吉林大学、中国科学技术大学、上海交通大学、沈阳工业大学、哈尔滨工程大学、太原科技大学等，但以上这些机构的研究基本都还停留在理论层面，尚未有商业化应用案例。

1.1.3 虹膜识别系统原理

虹膜特征识别通过捕获模板样本，然后采用特征提取算法把模板样本转化成生物学模板，而且该模板能够提供标准化、有效、高度有区别的特征表示，这样可以客观地与其他类别特征模板进行比较以确定身份。

虹膜识别系统包括认证模式和识别模式。虹膜识别系统主要由4个部分组成：虹膜图像采集、虹膜图像预处理、虹膜特征提取、虹膜特征匹配。其系统原理如图1.2所示。

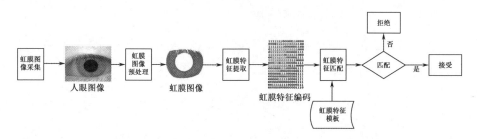

图1.2 虹膜识别系统原理

（1）虹膜图像采集：通过专业的高分辨率采集设备获取包含虹膜的人眼图像。

（2）虹膜图像预处理：包括虹膜内、外边缘定位、归一化等步骤，需要提取虹膜的有效区域，去除干扰。

（3）虹膜特征提取：利用提取算法将虹膜纹理转化为易区分的虹膜特征编码。

（4）虹膜特征匹配：将提取的虹膜特征编码与事先储存的特征模板比对，进行身份的认证或识别。

1.1.4 生物特征识别技术指标

1. 生物特征识别系统工作模式

（1）认证模式（Verification）：为 1∶1 的比对模式。在该模式下，系统将生物特征与声明的身份生物特征模板进行比对，决定是否属于同一模式类，从而核实身份。认证相对识别来说范围要小得多，速度要快得多。

（2）识别模式（Identification）：为 1∶N 的比对模式。在该模式下，系统在生物特征模板数据库中搜索能够与待识别生物特征相匹配的记录，确定待识别生物特征属于哪一类，从而确定身份。

2. 常用的生物特征识别技术指标

（1）错误接受率（False Accept Rate，FAR）：系统将不属同类的虹膜模式误匹配为同一类，其定义为

$$FAR=错误接受的次数/不同类之间的比对总数 \qquad (1.1)$$

（2）错误拒绝率（False Reject Rate，FRR）：系统将属同类的虹膜模式误匹配为不同类，其定义为

$$FRR=错误拒绝的次数/相同类之间的比对总数 \qquad (1.2)$$

（3）相等错误率（Equal Error Rate，EER）：也是常用衡量系统识别性能的指标之一。它对应于 FAR 和 FRR 相等时对应的值。EER 越小，系统的性能越高。

（4）总错误率（Total Error Rate，TER）为

$$TER=错误匹配的次数/比对总数=FAR+FRR=EER×2 \qquad (1.3)$$

（5）总精确率（Total Accuracy Rate，TAR）为

$$\text{TAR}=\text{正确匹配的次数}/\text{比对总数}=1-\text{TER} \qquad (1.4)$$

（6）在识别模式下，可用正确识别率（Correct Recognition Rate，CRR）衡量系统性能，即

$$\text{CRR}=\text{正确归类的样本数}/\text{样本总数} \qquad (1.5)$$

受采集设备、环境和用户姿态等多种因素的影响，即使来自同一虹膜的两个样本的特征向量也不会完全一致，因此在实际匹配时采用归一化的相似度或距离表示两个虹膜特征向量之间的相似程度。两个虹膜特征向量之间的相似度越大，则它们属于同类虹膜的概率就越大。同类虹膜的相似度分布为类内相似度分布，不同类虹膜之间的相似度分布为类间相似度分布，典型虹膜特征识别系统的相似度分布图如图 1.3 所示。T 表示分类决策阈值，如果虹膜样本特征与特征模板之间的相似度大于 T，则认为它们属于同一类，否则认为它们不属于同一类。对于一个给定的系统来说，T 的选择将对 FAR 和 FRR 产生影响。FAR 随着 T 的增大而降低，而 FRR 随着 T 的减小而上升。T 应根据不同场合进行选择，如在军事、银行等领域，安全是第一位的，所以应选择较大的 T，使冒名顶替者非法进入系统的可能性降到最低。而应用

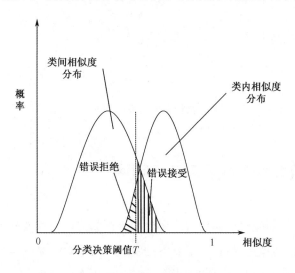

图 1.3 典型虹膜特征识别系统的相似度分布图

在门禁、考勤等一般场景时，速度是一个重要的因素，即使出现误识别的情况，也可以在事后监督中减少损失，这时可以选择较小的 T，从而使识别效率提高。

为了能从整体上更好地描述系统的性能，更好地体现 FAR 和 FRR 之间的关系，并便于不同识别算法间的比较，通常将不同 T 下的 FAR 和 FRR 作为横坐标和纵坐标所形成的点画成曲线，称为受试者操作特征曲线（Receiver Operating Characteristic，ROC），如图 1.4 所示。对于 ROC 曲线，其整体位置越靠近坐标原点，算法的整体性能越高。这是因为其整体位置越靠近坐标原点，在取相同 FAR 的情况下，FRR 越小，识别精度就越高。同时，ROC 曲线和 $y=x$ 的交点对应的也是 EER。

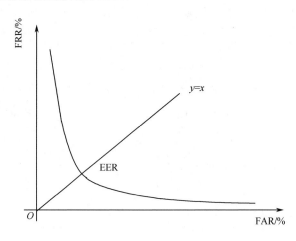

图 1.4　生物特征识别系统的 ROC 曲线

1.2　生物特征识别技术的应用

生物特征识别技术能够广泛应用受很多因素影响，首要的因素是硬件成本的降低，而且随着网络和电子商务的发展，人们对信息安全和网络访问控制更加重视；另外一个重要的因素是美国 9·11 恐怖事件极大地推动了生物特征识别技术的应用创新。虹膜识别作为准确度较高的识别技术之一，也得到了广泛应用。

比较典型的应用是美国联邦调查局（Federal Bureau of Investigation，FBI）的综合自动指纹识别系统（Integrated Automated Fingerprint Identification System，IAFIS），如图 1.5 所示。1924 年 FBI 成立识别机构，整理国家安全局的指纹文件，直到 1946 年，FBI 已拥有需要人工维护的 10 亿张卡片，如此海量的数据仅靠专家人工判读已难以满足实用化的认证需求，而同年诞生的计算机则为指纹识别开辟了广阔的应用前景。IAFIS 除了包括公民指纹，还包括曾经或正在军事或政府部门任职人员的指纹，共存储 5000 多万条指纹记录，2008 年 FBI 与 Lockheed Martin 公司签订价值 10 亿美元的合同，以发展下一代多模生物特征身份识别系统，该项目将使指纹数据库的容量扩充到原来的两倍，同时还增加了手掌、虹膜和人脸等特征数据。我国公安部从 20 世纪 90 年代初开始推广指纹自动识别比对系统，逐步统一标准和相应的管理规范，目前已初步实现全国指纹快速检索比对，指纹识别技术在公安工作中已经显示出很强的战斗力。

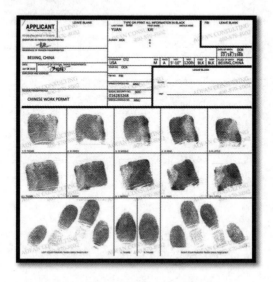

图 1.5　FBI 的 IAFIS 系统

对于金融在线交易，双方的身份认证是一个重要环节，生物特征识别系统可防止身份冒用，大大降低了交易风险。以色列人工银行利用"penflow"在线签名识别系统进行在线交易中的身份确认，每秒能进行 40 次身份确认，如图 1.6 所示。美国 Irisscan 公司研制出的虹膜识别系统已经应用在美国得克萨斯州联合银行的营业部，储户办理银行业务时，只需用摄像机对用户人眼进行扫描，就可以对用户身份进行检验。在日本和韩国，2005 年以来，手掌静脉识别被广泛应用于自动取款机（ATM）上，取得了较好的效果，如图 1.7 所示。欧洲一些国家将语音识别应用于电话银行，以方便偏远地区人员的金融业务。

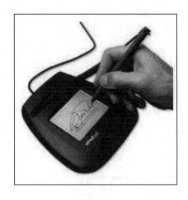 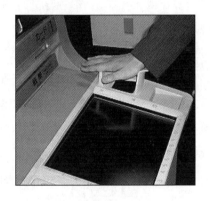

图 1.6　签名识别用于金融交易　　　　图 1.7　手掌静脉识别应用于 ATM

在公众项目应用领域，生物特征识别技术也有助于医疗记录保护、公共救援、社会福利、学校管理中的身份确认。美国得克萨斯州 2004 年 3 月启动了一项名为"医疗项目整合"的计划，使用 Axalto 公司生产的智能卡产品及 Precise Biometrics 的指纹医疗验证设备。智能卡的使用者及指纹系统的用户被安排在 150 多个医疗服务中心，通过指纹及相关信息在智能卡中存储他们的医疗状况，方便用户携带、进行身份验证、更新医疗状况。在阿富汗，联合国与美国联邦难民署使用虹膜识别系统鉴定难民的身份，以防止同一难民多次领取救济品，约有 200 万名难民使用了这套系统，对于联合国援助物资的分配起到了关键作用。另外，在传统养老金发放过程中，存在冒领、盗领等现象。将指纹识别技术引入养老保险管理工作中，对领取者进行身份确认，可以有效防止冒领现象，保证养老金的合理发放。

生物特征识别技术在军事领域也有广阔的应用前景，美军的生物特征识别计划（Biometrics Program）自 2000 年开始，应用焦点集中在保护军事设施通道、军事网络安全上。自 2003 年伊拉克战争开始，美国国防部（Department of Defense，DoD）注意到，可以通过生物特征识别技术甄别隐匿的敌人，因此广泛开展研究和部署工作，取得了良好的效果。自 2008 年美国国防部生物特征识别计划纲要性文件 Biometrics Directive（8521.01E）颁布以来，美军已初步形成以生物特征识别身份管理局（Biometrics Identity Management Agency，BIMA）为核心执行机构，身份识别系统（Automated Biometric Identification System，ABIS）、采集系统（Biometric Automated Toolset，BAT）、通道生物识别系统（Biometric Identification System for Access，BISA）三大骨干系统为支撑，集生物数据采集、传输及身份识别、关联分析功能为一体，与 FBI 和国土安全部（Department of Homeland security，DHS）共享信息的生物特征识别综合信息系统；基本形成美军生物特征识别技术应用的三大领域——识别（Identify）、授权（Enable）和保护（Protect）。

美军的 DoD Biometrics Enterprise 工具系统以 ABIS 为核心系统，包括具有数据采集功能的生物识别自动化工具箱（BAT）、手持身份侦察装备（Handheld Interagency Identification Detection Equipment，HIIDE）和通道生物识别系统（BISA），通过这些工具系统的综合应用，使得美军能够从平民中快速、准确地识别可疑分子，确保士兵和平民的安全。

1.2.1　ABIS

ABIS 的根本目的是储存、匹配和共享敌对或中立国家人员的生物特征数据资源。图 1.8 所示为 ABIS V1.0 系统，该系统是一个权威的多模生物特征数据仓库中心，该系统中的生物特征数据来源于被扣押人员、敌方战斗人员和其他非美国利益相关人员,类原型系统于 2004 年年底部署,现有的 ABIS V1.0 系统于 2009 年年初部署。与原型系统相比,ABIS V1.0 系统在性能和反应时间上有大幅提高。ABIS V1.0 系统扩展了多种生物特征形式(如指纹、手掌、人脸、虹膜)的储存和匹配能力,同时采用了多生物特征融合评分机制,以提高匹配的精确性。ABIS 在匹配过程中不需要人为干预,采用先进的多生物特征局部匹配算法将识别速度提高到原型系统的 28 倍,能够接受多种采集装置的生物特征数据,并且能够与美国联邦政府主要的军事和情报系统共享信息,通过信息共享进行联合搜索和解救任务。

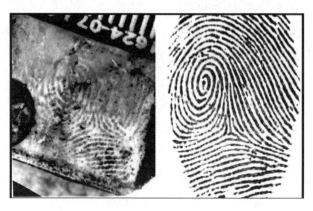

图 1.8　ABIS V1.0 系统

1.2.2　BAT

BAT 是多生物特征形式的生物识别系统,该系统通过采集人员传记信息及指纹、虹膜与人脸图像进行匹配,以满足在不同领域对身份识别的需求。其主要功能是登记、识别和跟踪美国国防部感兴趣的人员,通过登记和管理敌方战斗人员、被俘虏人员来支持全球反恐行动。该系统支持全球业务操作,包括安装有身份识别软件的笔记本电脑、虹膜扫描器、数字照相机和指纹阅读器等外围装置,如图 1.9 所示。笔记本电脑可连接一系列本地服务器,定期更新重要的生物特征数据。

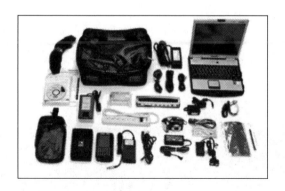

图 1.9　BAT

1.2.3　HIIDE

HIIDE 是 2007 年开始采用的一种小型手持式多生物特征（如虹膜、指纹和人脸）采集和匹配装置，它通过与从 BAT 下载的内部资料库进行比对来确认身份，同时 HIIDE 也提供人员传记信息的提交入口以产生登记人员的综合资料库。该系统能够明确显示被识别人员是否在警戒名单中，并且能生成供后续情报分析的跟踪报告。HIIDE 提供了一种支持士兵在战场上能够快速和准确识别人员身份的移动解决方案。HIIDE 装置如图 1.10 所示。

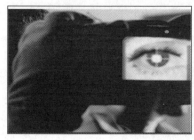 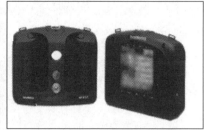

图 1.10　HIIDE 装置

1.2.4　BISA

BISA 采集多种生物特征和传记信息，利用这些采集的信息能够生成授权智能卡或个人身份数字证书以控制物理通道或逻辑通道，保证美军海外基地设施和装备的安全。该系统支持指纹身份核实、虹膜匹配和掌纹收集功能，通过智能卡或数字证书中的生物特征信息与持卡人或持证人的生物特征信息进行比对来确认身份，如图1.11所示。

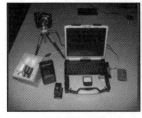 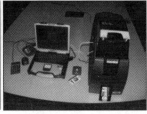 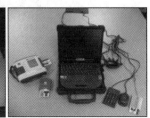

（a）注册工具箱　　　　　（b）卡发行工具箱　　　　（c）身份认证工具箱

图1.11　BISA

纵观生物特征识别技术的应用现状，虹膜识别技术在民用领域中，主要还是应用于对安全需求较高的场合，如出入境控制、金融领域。我国生物特征识别技术的应用领域主要集中在门禁、考勤、指纹门锁等领域，而在出入境管理系统、电子护照系统等领域的规模应用较少。标准化工作的滞后及采集装置的差距制约了虹膜识别技术的应用发展进程。

在军用领域中，虹膜识别技术已成为美军骨干生物特征识别系统采用的三大识别技术（指纹、人脸和虹膜）之一，其自身优势主要体现在以下两点：

（1）虹膜是所有生物特征中识别精度最高的，这点契合了军用领域对身份识别的高精度需求。

（2）虹膜与指纹和人脸相比更具稳定性，作战人员长期使用装备，指纹磨损会改变指纹特征，恐怖分子为了隐蔽于平民中，经常整容、化妆，这也会改变人脸特征，而虹膜是非常精密的组织，通过手术进行改造难度极大，代价极高。

我军在生物特征识别的应用主要集中在通道控制及计算机登录身份认

证等领域,只有一些零散的应用案例,对生物特征识别的重要性有待进一步认识。

总的来看,提取的虹膜特征基本均应用于身份识别用途,而在利用虹膜特征生成密钥方面,典型案例和商业化的成型产品几乎没有。

1.3 虹膜识别研究的难点

虹膜识别技术的研究虽然已有一定进展,但是为进一步提高虹膜识别系统的性能,拓宽虹膜识别技术的应用范围,以下几个方面还需要进一步研究。

1.3.1 虹膜的远距离采集

现有的采集装置一般都是近距离采集,同时还需要被采集者的配合。虹膜的远距离采集装置是决定虹膜识别技术能否大规模应用的前提。

1.3.2 虹膜定位

虹膜定位是虹膜识别中的基础性环节,对虹膜的有效区域进行精确定位是准确识别的基础。实践证明,识别错误的原因往往是定位时产生了误差,尤其当受眼睑、睫毛和光照等因素的干扰时,容易造成虹膜定位失败,但又不能将其通过质量评价排除,所以需要针对干扰因素的特点,开发更加健壮、有效的虹膜定位算法。

1.3.3 虹膜特征提取

虹膜识别之所以安全性高,是因为虹膜具有丰富的纹理特征,现有的特征提取算法存在编码效率不高等问题。Daugman 提取的特征编码为 2048 bit，在充分表征纹理特征的同时，识别速度是一个值得斟酌的问题；而 Lim 等人提取的 87 bit 特征编码在表示纹理特征的能力上都较弱，影响识别精度；如何采用高效的算法充分提取纹理特征，并将其转化为便于计算机快速比对的特征编码，提高编码效率，是一个值得深入研究的问题。

1.3.4　虹膜识别质量评价体系

虹膜识别质量评价体系包括虹膜图像质量评价和虹膜定位效果评价。其中，对虹膜图像质量评价已有一定研究，但是对虹膜定位效果评价的研究还很少。如果在识别前就能去除不符合质量要求的图像，就能够提高识别效率，节省处理时间。目前的虹膜定位算法还难以对任意虹膜进行正确的定位，且对定位的评价依赖主观感觉，没有一个客观的评判准则，建立有效的识别评价体系有助于实现虹膜识别的自动化。

第 2 章

虹膜图像的采集和质量评价

虹膜图像的采集是虹膜识别的第一步，为后续的识别过程奠定了基础。虹膜面积小，且东方人的虹膜比西方人的暗，采集过程受光照、视角、距离、焦距等因素的影响，同时采集过程还需要被鉴别者的配合，普通摄像头难以拍摄出用于识别的清晰虹膜图像，因此必须设计合理的虹膜图像采集装置。在采集的图像中，时常会采集到一些低质量虹膜图像，导致虹膜特征提取和匹配阶段出现错误。为了保证虹膜识别后续过程的可靠性，需要对采集的序列图像进行质量评价，去除不符合识别精度的虹膜图像。鉴于虹膜图像采集装置的价格高昂，本书采用中国科学院自动化研究所虹膜图像库 CASIA（V1.0&V2.0）作为虹膜图像库。

2.1 虹膜图像采集

虹膜图像的采集对象是包含虹膜的人眼图像，采集目的有两个，一是将虹膜图像数字化后快速传输到操作后台以供识别；二是将采集的大量虹膜图像传输到计算机中存储并建立虹膜图像库供算法研究使用。采集系统利用红外光源、CCD 图像传感器及相应的专用 USB 控制芯片、辅助硬件设施，将虹膜图像由模拟信号转化为数字信号，供计算机处理。虹膜采集基本原理如图 2.1 所示。现有虹膜图像采集设备的采集距离可达到 12 cm 左右，而且通过独有的自定位识别镜设计，用户可以轻松地对人眼进行有效定位，使采集到的图像包含虹膜有效区域。

第 2 章　虹膜图像的采集和质量评价

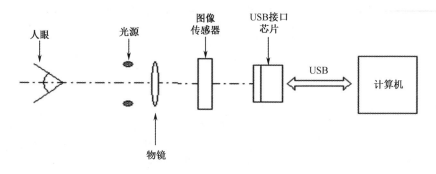

图 2.1　虹膜采集基本原理

由于需要商业保密，各研究机构和公司都无一例外地不公布自身的图像获取技术。现有典型的虹膜采集系统主要有两个：Daugman 虹膜图像采集系统和 Wildes 图像采集系统。

2.1.1　Daugman 虹膜图像采集系统

Daugman 虹膜图像采集系统原理如图 2.2 所示，Daugman 设计的虹膜图像采集系统使用 330 mm 的透镜，采集距离为 15~46 cm，采集的虹膜图像直径为 100~200 像素。Daugman 借助 LED 点光源为标准视频照相机照明，Daugman 虹膜图像采集系统通过一个与摄像机同步工作的微型液晶显示器为被采集者提供实时的视频反馈，这使得被采集者根据微型液晶显示器的反馈调整眼睛位置。在采集过程中，系统连续采集图像，一旦采集的序列虹膜图像满足识别质量要求，系统将自动进入下一步处理。这个图像采集装置的优点是简单、小巧，缺点是点光源由于角膜的镜面反射可能会在虹膜区形成亮的光斑，从而影响虹膜图像的质量。为了避免光斑对虹膜图像采集质量的影响，该系统将点光源放置在眼睛下方，从而将光斑的位置限制在虹膜下方的某一范围内，因此，在 Daugman 的虹膜定位算法中，将上、下四分之一圆周区域去除。

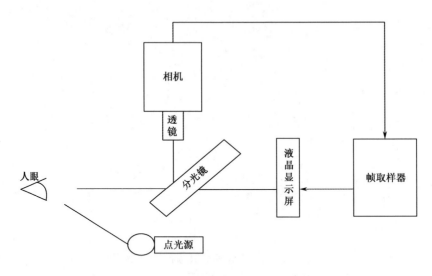

图 2.2　Daugman 虹膜图像采集系统原理

2.1.2　Wildes 图像采集系统

　　Wildes 图像采集系统原理如图 2.3 所示。该系统使用 80 mm 的透镜，采集距离在 20 cm 左右，采集的虹膜图像直径约为 256 像素。为了避免点光源由于角膜的反射在虹膜上形成发射光斑，Wildes 图像采集系统利用散射片和圆形偏光器等光学器件来避免光斑的影响。同时，Wildes 图像采集系统采用一个刻线辅助被采集者定位，在摄像机镜头的中心，设置一个被采集者可以观察到的矩形轮廓，悬在这个轮廓前方的是个小一些的次轮廓，两个轮廓形状相同。这些轮廓的相对尺寸和位置是可选的，从而使得当被采集者的眼睛处于正确位置时两个矩形轮廓能够叠加。被采集者的位置变化，两个矩形轮廓的相对不匹配就为被采集者提供了当前位置精度的反馈。一旦采集者完成位置匹配，就可实现图像采集了。该系统在设计上比 Daugman 虹膜图像采集系统复杂，但也有以下优点：首先，点光源处匹配的圆形偏光器和摄像机基本消除了发射光斑，从而能采集到质量更高的虹膜图像；其次，摄像机的低亮度与散射光源的使用不会给眼睛带来不适感。

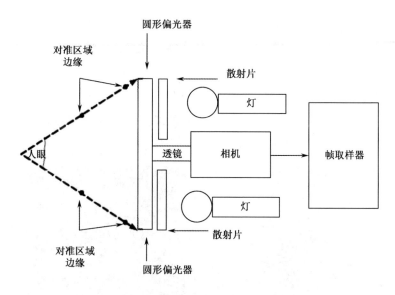

图 2.3 Wildes 图像采集系统原理

此外,以上两个系统都只采集 8 bit 的虹膜灰度图像。为了不使被操作者感到不适,采集设备都采用了相对较低的光强,两个系统都采用视频采集速率采集图像。

对以上两个典型的虹膜图像采集系统进行分析,在设计虹膜图像采集装置时,应满足以下几点要求:

(1)保证采集到的人眼图像具有较高的分辨率和对比度,通常的做法是加入辅助照明或红外线 LED 照明。

(2)提供交互性较好的方法辅助用户判断眼睛是否在正确的采集位置。

(3)不使用令使用者不适的照明就能获得较高质量的虹膜图像。

针对以上虹膜采集装置设计的要求,一些虹膜采集设备开发公司推出了一系列产品,日本的松下公司、韩国的 LG 公司、OKI 公司和美国的 Iridian 公司都研制了交互性好、操作简便的虹膜图像采集装置,松下公司生产的虹膜采集装置和照明 LED 如图 2.4 所示。但是这些产品价格昂贵,而北京中科虹霸科技有限公司采用中国科学院自动化研究所模式识别国家重点实验室的专利技术，推出了完全自主知识产权的国产虹膜采集装置，打破了国外公司垄断的局面。同时，为了节约成本，开展有针对性的研究，诸多研究机构都研发出了自己的虹膜图像采集装置。目前，虹膜图像采集装置研制过程中需要解决的3个主要问题包括：提高虹膜图像采集的质量、降低采集装置的成本、提高装置的易用性。

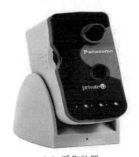　　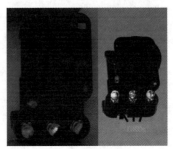

（a）采集装置　　　　　　　　　　（b）LED 照明设备

图 2.4　松下公司生产的虹膜采集装置和照明 LED

2.2　虹膜图像质量评价

在图像采集过程中，一般用视频摄像机连续采集虹膜图像序列，然后从中挑选一幅或几幅符合质量要求的图像以供识别。而虹膜质量评价的作用就是对采集到的虹膜图像序列进行评价，去除低质量虹膜图像，以提高虹膜识别处理速度。图 2.5 为不同质量的虹膜图像示例。所谓低质量虹膜图像主要包括以下几类：

（1）眼睑和睫毛对虹膜遮挡较多的图像。

（2）离焦模糊和运动模糊的图像。

（3）虹膜位置远离中心的图像。

（4）伪造的虹膜图像。

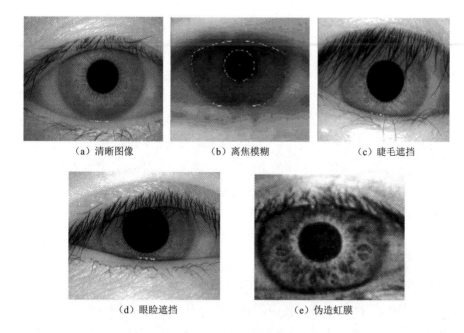

(a) 清晰图像　　　　(b) 离焦模糊　　　　(c) 睫毛遮挡

(d) 眼睑遮挡　　　　(e) 伪造虹膜

图 2.5　不同质量的虹膜图像示例

2.2.1　虹膜图像质量评价方法

虹膜图像质量评价方法一般分为主观法和客观法。主观法通过选取特定的群体对虹膜图像进行观察，从而对虹膜图像质量做出主观的评价，该方法无法用数学模型进行定量描述，带有较大的随意性，所以在实际应用中，受到了极大的限制。针对虹膜图像质量评价的客观方法分为空域方法和频域方法两大类，且这两类方法都针对图像离焦引起的图像不清晰问题，而对眼睑和睫毛遮挡的虹膜图像研究得不多。

1. 空域方法

空域方法主要基于虹膜边缘梯度的评价方法，代表性工作有 Zhang 等人利用虹膜边缘的灰度梯度对虹膜图像的聚焦程度进行定量分析。首先对瞳孔某块区域计算灰度中值 M_p，同时也对虹膜某块区域计算灰度中值 M_i，然后计算虹膜与瞳孔边缘的梯度幅值 G，再用式（2.1）定义边缘锐度描述算子，用 $1/w$ 的值来评价边缘的锐化程度，该值与图像的聚焦程度成正比。

$$\frac{1}{w} = \frac{G}{M_i - M_p} \tag{2.1}$$

但是该方法建立在准确定位瞳孔边缘和虹膜外边缘的基础上，因此，该方法的精度实际上取决于虹膜的定位精度。此外，Wildes 计算虹膜与巩膜边缘的灰度梯度，认为梯度较大的图像质量较好，Kee 综合了图像的灰度和边缘信息评价虹膜图像的质量。

2. 频域方法

虹膜图像中蕴含丰富的纹理细节，所以清晰虹膜图像的傅里叶频谱应该有较多的中频和高频成分。其中，低频成分表征了图像的整体信息，中频、高频成分描述了图像的细节。而离焦模糊的虹膜图像弱化了纹理的细节，导致频谱集中在低频。现有的频域方法都是基于该思想进行虹膜图像质量评价的。

代表性工作有 Daugman 计算虹膜图像 2D 傅里叶变换后的高频分量，一旦其中的高频分量大于某个阈值，即认为图像的清晰度已经达到要求。考虑在直接对原始虹膜图像进行 2D 傅里叶变换比较费时，Daugman 直接采用图 2.6 所示的 8×8 卷积核对虹膜图像卷积生成频谱。

Ma 等人提出了一种基于虹膜图像傅里叶频谱分布的质量评价法，通过该方法可以判断离焦模糊、运动模糊、严重遮挡等质量较差的虹膜图像。该方法根据虹膜图像傅里叶频谱的中频和高频分量来检测离焦模糊、运动模糊、严重遮挡等质量较差的虹膜图像，但是该方法需确定 3 对参数，需要大量的实验才可得出可靠的经验值。

总的来说，目前虹膜图像质量评价没有一个被广泛认可的完整体系，使用的所有方法均是对眼部图像整体质量的评价，忽略了虹膜图像本身的纹理特征，使得评价结果的准确性还有待改进。

-1	-1	-1	-1	-1	-1	-1	-1
-1	-1	-1	-1	-1	-1	-1	-1
-1	-1	+3	+3	+3	+3	-1	-1
-1	-1	+3	+3	+3	+3	-1	-1
-1	-1	+3	+3	+3	+3	-1	-1
-1	-1	+3	+3	+3	+3	-1	-1
-1	-1	-1	-1	-1	-1	-1	-1
-1	-1	-1	-1	-1	-1	-1	-1

图 2.6　Daugman 卷积核

2.2.2　虹膜防伪性检验

虹膜识别最重要的优势就是具有较高的安全性，但是包括虹膜在内的各类生物特征也存在着被仿冒的风险，根据现有文献记载，虹膜特征存在的潜在威胁主要有以下几类：

（1）人眼图像：屏幕硬拷贝、照片、纸质打印、视频信号等。

（2）人造眼：玻璃及树胶等。

（3）自然眼：移植眼睛、彩色隐形眼镜等。

（4）虹膜模板的攻击：将合法用户的虹膜模板替换成仿冒者的虹膜模板。例如，替换证件、虹膜图像库系统中的虹膜特征模板。

在以上伪造手段中，利用纸质打印的或彩色隐形眼镜上的虹膜图像进行仿冒攻击，是较常见的仿冒虹膜方法。虹膜防伪本质上就是对虹膜进行活体检测，现有的检测方法主要是基于 Daugman 的控制光照强度跟踪瞳孔大小变化，进而判断虹膜活体性的方法。

2.3 CASIA 虹膜图像库

虹膜识别算法性能的评价对测试所用的虹膜图像库的质量依赖较大，选择适合的虹膜图像库才能全面测试出算法性能的优劣。如果所使用的测试库中虹膜图像过于单一，则会使算法具有一定的片面性。目前国内外对虹膜识别相关算法的研究越来越深入，但所欠缺的是，国际上仍没有对识别算法测试所用的虹膜图像库的标准进行规定，而目前已共享的各个虹膜图像库所用的采集原理、采集装置、采集环境和图像标准等各不相同，这给各算法的统一比较带来了困难。随着虹膜识别算法研究的广泛开展，各类研究者对用于测试算法性能的虹膜图像库的需求也越来越多样化。

在虹膜识别领域中，中国科学院自动化研究所共享的 CASIA 虹膜图像库是迄今为止应用最广泛的虹膜图像库之一。本书算法的测试也都是基于该图像库进行实验的，该图像库的样本图像主要来自亚洲人，比较接近我国人种的实际情况。除了 CASIA 虹膜图像库，还有样本质量较复杂的 Ubiris 数据库、虹膜纹理较清晰的 UPOL 虹膜图像库，其他的还有 MMU 虹膜图像库、Bath 虹膜图像库、ICE 虹膜图像库及 WVU 虹膜图像库等。

CASIA 虹膜图像库已被来自 70 多个国家和地区的 800 多家研究单位申请使用，是虹膜识别研究领域中最重要的虹膜图像库。CASIA 虹膜图像库有 3 个版本，如图 2.7 所示，采集装置为中国科学院自动化研究所自主研发，利用近红外光源作为辅助照明设备采集的 8 bit 虹膜灰度图像。本书研究工作基于 CASIA 虹膜图像库 V1.0 和 V 2.0 版本。

CASIA V1.0 虹膜图像库由 80 个人眼组成，28 个人提供了左右眼虹膜，把左右眼作为不同的虹膜类，加上 52 个人的每人一类虹膜，共有 108 类虹膜。对每类虹膜采集 7 张图像，共 756 张图像，图像大小为 320 像素×280 像素。

CASIA V2.0 虹膜图像库中的虹膜图像包括 device1 和 device2 采集的虹膜图像，每个设备采集 30 个人的左右眼各 20 张图像，包括 60 类虹膜的 1200 张图像，图像大小为 640 像素×480 像素。device1 中的图像在采集时光照较暗，device2 中的图像在采集时光照较亮。总的来说，CASIA V1.0 虹膜图像库中的虹膜图像比较理想，图像清晰，对比度好。值得注意的是，该图像库中瞳孔灰度被处理为相同的灰度值，比较适合虹膜识别的各种先期实验算法。CASIA V2.0 虹膜图像库中的虹膜图像质量较差，且采集的图像存在虹膜区较小、光照不均匀及眼睛闭合程度较大等问题，比较接近现实应用场景。

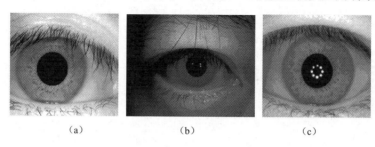

图 2.7　CASIA 虹膜图像库

2.4　本章小结

本章首先介绍了虹膜图像采集系统的原理，在对典型虹膜图像采集系统分析的基础上，总结了虹膜图像采集系统设计时应注意的问题；其次分析了现有的虹膜图像质量评价方法，总的来说，目前虹膜图像质量评价没有一个被广泛认可的完整体系；最后简单介绍了虹膜识别面临的仿冒威胁，对实验所用的 CASIA 虹膜图像库进行了分析。

第 3 章

虹膜定位

虹膜定位指虹膜内边缘与虹膜外边缘的定位，由于图像采集阶段获得的图像通常包含整个人眼区域，所以需要将虹膜从人眼图像中分割出来，准确的虹膜定位是实现虹膜身份验证和识别的前提。虹膜定位通常分为3个步骤：①虹膜图像的平滑去噪；②确定虹膜内边缘的圆心和半径；③确定虹膜外边缘的圆心和半径。在对已有典型虹膜定位算法分析的基础上，本书提出了不均匀光照环境下的虹膜定位算法。不均匀光照条件下采集的虹膜图像存在光照不均匀、睫毛遮挡、眼睑覆盖及反射光斑等干扰，本书提出的虹膜定位算法较好地解决了这些干扰引起的虹膜定位问题，算法的实验仿真对象为CASIA V2.0 虹膜图像库，该图像库的虹膜图像尺寸比较大，有效虹膜区比较小，大部分图像受眼睑（主要是上眼睑）及睫毛遮挡，且 CASIA V2.0 受光照影响较严重，更接近不均匀光照的环境。

3.1 相关工作与分析

现有的虹膜定位算法主要分为两大类：一是基于虹膜边缘梯度的微积分方法；二是 Hough 变换方法。此外，还包括最小二乘拟合方法、基于圆几何特征的方法、主动轮廓模型方法、粗定位与精定位结合的方法等。

3.1.1 微积分方法

Daugman 认为采集的虹膜图像灰度分布存在一定的差异,一般而言,虹膜的灰度低于巩膜,瞳孔灰度低于虹膜,这样就会在虹膜边缘形成比较明显的灰度梯度。再根据虹膜形状类似圆环形的先验知识,Daugman 利用圆形检测算子定位虹膜内外边缘。该算法的核心在于利用一个有效的微积分算子来计算虹膜边缘参数,即

$$\max_{(r,x_0,y_0)}\left|G_\sigma(r)*\frac{\partial}{\partial r}\oint_{(r,x_0,y_0)}\frac{I(x,y)}{2\pi r}\mathrm{d}s\right| \quad (3.1)$$

式中 $*$——卷积运算;

$G_\sigma(r)$——高斯平滑滤波器,用来平滑图像;

r——圆形检测算子的半径;

$I(x,y)$——虹膜图像在点(x,y)处的灰度值。

高斯滤波函数为

$$G_\sigma(r)=\left(1/\sqrt{2\pi}\sigma\right)\exp\left[-(r-r_0)^2/2\sigma^2\right] \quad (3.2)$$

式中 r_0——高斯滤波器的中心;

σ——高斯滤波器的标准方差。

式(3.1)的物理意义是,该算子以图像上的每个点为圆心(x_0,y_0),搜索某一半径范围内,圆周像素灰度积分均值对r的差分最大的圆进行定位。卷积用来对图像进行平滑滤波,以消除虹膜图像中噪声的干扰。

Daugman 采集的虹膜图像大多数是西方人种的,虹膜图像中虹膜外边缘的灰度差较大,根据这个特点,他首先定位虹膜外边缘,其次根据内边缘中

心与外边缘中心的耦合性这一特点搜索定位虹膜内圆。式（3.1）也可用来检测眼睑，这时的积分路径会由圆变为一段圆弧。微积分方法定位虹膜边缘如图 3.1 所示。

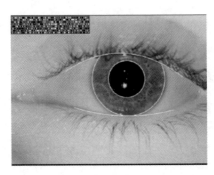

图 3.1　微积分方法定位虹膜边缘

微积分方法的优点是健壮性和准确性较高，即使是边缘模糊和对比度低的虹膜图像，也能很好地定位。其不足之处在于，该算法采用梯度幅度信息，容易受光源等因素引起的局部梯度极值的影响而定位失败；在定位速度上，如果不设置参数搜索范围，而在整个虹膜图像上对 3 个参数进行搜索，将导致定位速度较慢。

3.1.2　Hough 变换方法

Wildes 利用 Hough 变换进行虹膜内外边缘的检测。Wildes 利用 Hough 变换在定位虹膜边缘时采取了两个步骤：第一步，利用梯度算子将灰度图像转化成二值边缘图像；第二步，对边缘点进行投票，确定虹膜边缘。

第一步：二值边缘图像是通过边缘梯度检测算子得到的。这个算子定义如下：

$$\nabla f = \left| \nabla G(x,y) * I(x,y) \right| \quad (3.3)$$

式中 *——卷积运算；

∇——二维拉普拉斯微分算子，$\nabla \equiv (\partial/\partial x, \partial/\partial y)$。

$$G(x,y) = \frac{1}{2\pi\sigma^2}\exp\left[\frac{(x-x_0)^2+(y-y_0)^2}{2\sigma^2}\right] \quad (3.4)$$

式中 $G(x,y)$——中心为(x_0,y_0)，标准方差为σ的二维高斯函数，用来平滑图像；

$I(x,y)$——图像在点(x,y)处的灰度值。

利用二维高斯函数与图像卷积平滑，再沿水平方向和垂直方向求微分，得到灰度梯度图像，设置梯度阈值求得边缘点集合(x_j,y_j)，$j=1,2,\cdots,n$，如图3.2（a）所示；定位结果如图3.2（b）所示。

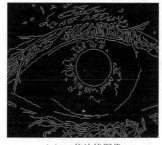 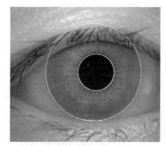

（a）二值边缘图像　　　　　　（b）定位结果

图3.2 Hough变换方法定位虹膜边缘

第二步：投票是通过对边缘点集合进行Hough变换实现的。Hough变换的基本策略是根据图像空间的点在参数空间中计算符合对偶性的参数点（也称为参考点）的可能轨迹，并累加参数点的数量，可以用来检测已知形状的各种目标。一般认为虹膜内外边缘为圆形，在二值边缘图像上通过Hough变换来确定虹膜内外边缘参数，其Hough变换定义为

$$H(x_c,y_c,r) = \sum_{j=1}^{n} h(x_j,y_j,x_c,y_c,r) \quad (3.5)$$

式中：

$$h(x_j, y_j, x_c, y_c, r) = \begin{cases} 1, & g(x_j, y_j, x_c, y_c, r) = 0 \\ 0, & 其他 \end{cases} \quad (3.6)$$

$$g(x_j, y_j, x_c, y_c, r) = (x_j - x_c)^2 + (y_j - y_c)^2 - r^2 \quad (3.7)$$

$H(x_c, y_c, r)$ 为参数 (x_c, y_c, r) 确定的圆周在二值图像中所包括的边缘点数，也就是参数 (x_c, y_c, r) 的得票数；$g(x_j, y_j, x_c, y_c, r)$ 表示点 (x_j, y_j) 在参数 (x_c, y_c, r) 确定的圆上的判决函数；$g(x_j, y_j, x_c, y_c, r) = 0$ 表示边缘点 (x_j, y_j) 通过了参数 (x_c, y_c, r) 确定的圆周，$h(x_j, y_j, x_c, y_c, r) = 1$ 表示对参数 (x_c, y_c, r) 投了一票，经过式（3.6）统计的所有票数表示边缘点 (x_j, y_j) 对该参数 (x_c, y_c, r) 的认可程度。该方法通过每个边缘点对参数投票，然后根据投票进行决策。得票最多的参数即为最佳参数，最佳参数所确定的圆周即为虹膜内外边缘。利用 Hough 变换方法定位的结果如图 3.2（b）所示。

Hough 变换的优点是适于检测已知形状的目标，对于边缘清晰、能够通过边缘提取和二值化获得明显边缘的目标，定位精度较高，受噪声和曲线间断的影响较小，对局部光源亮点不敏感。其不足之处在于 Hough 变换是基于二值化边缘点的方法，当图像对比度差、边缘模糊时，需要选择较小的二值化阈值，否则无法提取边缘点进行准确定位，边缘检测算子性能也会影响 Hough 变换的精度；在定位速度上，Hough 变换是在三维空间进行的，计算复杂度很高，占用内存大，速度也受参数的量化间隔制约。

3.1.3　最小二乘拟合方法

中国科学院自动化研究所谭铁牛和马力采用固定阈值分割出瞳孔，提取虹膜内边缘，在此基础上，应用 Canny 算子结合最小二乘拟合方法定位虹膜外边缘。

1. 内边缘的提取

由于虹膜的灰度高于瞳孔而低于巩膜，所以可以利用这一特点将虹膜分割出来。阈值选取的具体方法是：先计算出虹膜图像的灰度直方图，如图3.3（a）所示，灰度直方图中有两个主要的波峰，第一个波峰对应瞳孔和睫毛区的灰度范围；第二个波峰对应虹膜区的灰度范围。显然，分割虹膜区的阈值应选择波峰之间的波谷 T_1 和 T_2，利用 T_1 作为阈值分割瞳孔区，结果如图3.3（b）所示。

2. 外边缘的提取

对虹膜外边缘进行最小二乘拟合。首先使用 Canny 算子对原图像进行虹膜边缘定位，如图3.3（c）所示；然后根据瞳孔的位置和先验知识去除一些无用的点，如眉毛和内边缘，如图3.3（d）所示；最后采用最小二乘法进行拟合，由此得到虹膜定位结果，如图3.3（e）所示。该算法的内边缘定位方法比较简单快速，但主要问题是对图像质量依赖过大，不适合灰度直方图波峰不明显的虹膜图像，同时对虹膜图像中的光斑、虹膜区中较浓密的睫毛及光照影响等干扰因素过于敏感，导致虹膜不能正确定位，使得该算法在应用上受到限制。

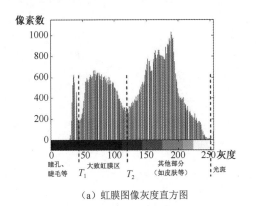

(a) 虹膜图像灰度直方图　　　　(b) 二值化方法定位瞳孔

图 3.3　最小二乘拟合方法定位虹膜边缘

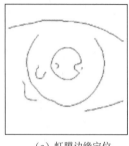 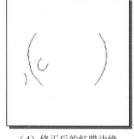 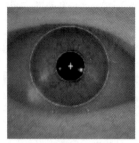

（c）虹膜边缘定位　　　　（d）修正后的虹膜边缘　　　　（e）虹膜定位结果

图 3.3　最小二乘拟合方法定位虹膜边缘（续）

3.1.4　基于圆几何特征的方法

基于圆几何特征的方法是利用虹膜边缘类似圆的性质，利用圆的几何特征及圆内相交弦的性质进行虹膜定位的方法。具体过程是：首先，根据虹膜图像的整体灰度分布特点，利用边缘检测算子提取虹膜的边缘；其次，找出边缘的 3 个点 $D_1(x_1,y_1)$、$D_2(x_2,y_2)$、$D_3(x_3,y_3)$，如图 3.4 所示，3 个点中任意两点相连为圆内一条弦，做弦的中垂线相交于点 O_1。接下来找出几组不同的点按上述方法求出一系列交点 O_2、O_3、…，对这一系列交点的坐标取均值，均值所确定的点 O 为虹膜边缘的中心，如图 3.4 所示。该方法的关键是

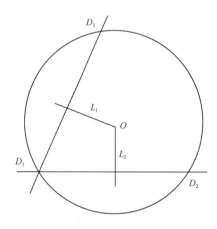

图 3.4　基于圆几何特征的虹膜定位方法示意

准确找出边缘点,该方法的定位速度受图像质量的影响很大,当图像质量不高时,该方法的性能会急剧下降。

3.1.5 主动轮廓模型方法

主动轮廓模型(Active Contour Model)方法又称蛇形算法(Snake Method),因为在对目标轮廓逼近的过程中,封闭曲线像蛇爬行一样不断改变形状。实际应用中,主动轮廓模型常用于在给定目标初始轮廓的情况下逼近精确轮廓。一个主动轮廓是图像上一组排序点的集合,可表示为

$$V = \{v_1, \cdots, v_L\} \quad (3.8)$$

其中

$$v_i = (x_i, y_i), \quad i = \{1, \cdots, L\} \quad (3.9)$$

通过最小能量函数来迭代逼近目标边缘,可以得到位于轮廓上的点,对每个处于 v_i 领域中的点 v_i',计算下面的能量函数:

$$E_i(v_i') = \alpha E_{\text{int}}(v_i') + \beta E_{\text{ext}}(v_i') \quad (3.10)$$

式中　E_{int}——依赖于轮廓形状的能量函数;

E_{ext}——依赖于图像性质的能量函数;

α、β——加权系数。

在逼近过程中,每个点 v_i 都移动到对应 E_i 最小值的点 v_i',如果能量函数选择恰当,主动轮廓最终应该停留在目标轮廓上。

利用该方法进行虹膜内外边缘的定位主要是考虑虹膜的边缘并非真正的圆形,所以并不事先规定搜索模板,而是利用动态的边缘搜索来确定虹膜的边缘。蛇形算法通过不断极小化自身的能量函数来达到目标的边缘。用于

虹膜定位的大致过程为：先用灰度检测的方法检测出瞳孔内的一点，作为瞳孔的伪圆心；然后以该点为中心，在其周围取几个点作为蛇形算法的初始轮廓点集，按照蛇形算法的运行机制不断演化，计算进化后的蛇形心作为虹膜边缘中心，轮廓点与该形心之间的距离作为虹膜边缘半径，由此定位出虹膜边缘，如图 3.5 所示。该算法对初始值的选取比较敏感，并且受睫毛、眼睑或光斑的影响，易导致较大的偏差。

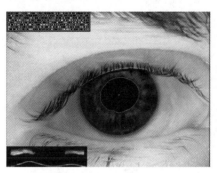

图 3.5　蛇形算法定位虹膜边缘

3.1.6　粗定位与精定位结合的方法

　　Daugman 的微积分方法与 Wildes 的 Hough 变换方法是典型的、商业化程度较高的虹膜定位算法，其他算法只是停留在理论研究层面，并且对图像质量的依赖较大，应用受到局限，但是 Daugman 和 Wildes 的方法都存在搜索范围过大使定位速度较慢的问题。针对这一问题，很多学者提出了粗定位与精定位相结合的虹膜定位方法，首先对虹膜边缘参数进行粗定位，将虹膜边缘的参数搜索范围限定在一定范围内；然后根据虹膜图像中瞳孔边缘对比度较高的特点，易通过边缘检测算子得到，采用 Hough 变换精定位较好；虹膜外边缘不如内边缘对比度高，采用微积分方法精定位较好，这样既保证了精度，又提高了定位速度。粗定位与精定位结合的方法是未来虹膜定位的发展方向。针对经典算法存在的问题，本书 3.3 节中提出了一种粗定位和精定位结合的虹膜定位算法。

3.2 虹膜图像平滑去噪

由于采集的虹膜图像存在不同噪声的干扰，在对虹膜边缘定位之前需要对虹膜图像进行平滑处理，去除一些琐碎的细节、桥接直线或曲线的缝隙。平滑处理可以在空域进行，也可以在频域进行。空域的平滑处理利用空间平滑滤波器对图像进行滤波平滑，频域的平滑处理利用噪声在图像的傅里叶变换中处于高频部分这一性质，通过频域滤波器衰减傅里叶变换的高频部分来实现对图像的平滑处理。如果空间滤波器尺寸较大，卷积运算量大时选择频域平滑节省时间，本书选择小尺度空间滤波器进行平滑处理，所以对虹膜图像的平滑处理在空域进行。

一般的空域平滑滤波器包括均值滤波器、加权滤波器和中值滤波器。均值滤波器、加权滤波器属于线性平滑滤波器，而中值滤波器属于非线性平滑滤波器。均值滤波器的系数全为 1，在均值平滑滤波中，经滤波后滤波器中心点的响应值为邻域像素的均值，这种处理会使虹膜图像中的灰度变化变得缓慢，同时也会使虹膜边缘变得模糊。常用的 3×3 均值滤波器模板如图 3.6 所示。

$$\frac{1}{9} \times \begin{array}{|c|c|c|} \hline 1 & 1 & 1 \\ \hline 1 & 1 & 1 \\ \hline 1 & 1 & 1 \\ \hline \end{array}$$

图 3.6 3×3 均值滤波器模板

为了达到保护虹膜边缘信息和去除噪声的双重目的，一般采用加权滤波器对图像进行平滑滤波，而在常用的加权滤波器中，高斯滤波器是非常典型且滤波效果较好的一种滤波器，能够在过滤噪声的同时很好地保护目标的轮廓信息。离高斯滤波器中心的距离越远，高斯滤波器的系数越小，其离散的高斯模板可由式（3.11）表示的二维连续高斯函数经过采样、量化和模板归一化得到。

$$\begin{cases} G_g(x,y) = \exp\left[-(x^2+y^2)/(2\sigma^2)\right] \\ G(x,y) = \dfrac{G_g(x,y)}{\sum_x \sum_y} \end{cases} \quad (3.11)$$

标准方差 σ 决定了高斯函数的"陡峭"程度，σ 越大，低通滤波效果越明显，平滑后图像的细节就越模糊。图 3.7 为 $\sigma=1$ 时的二维高斯函数分布。

常用的大小为 3×3 的高斯平滑滤波模板如图 3.8 所示。

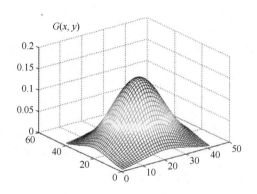

图 3.7　$\sigma=1$ 时的二维高斯函数分布

$$\frac{1}{16} \times \begin{array}{|c|c|c|} \hline 1 & 2 & 1 \\ \hline 2 & 4 & 2 \\ \hline 1 & 2 & 1 \\ \hline \end{array}$$

图 3.8　常用的大小为 3×3 的高斯平滑滤波模板

如果存在颗粒椒盐噪声，可以采用中值滤波器进行平滑处理，滤波时在整个虹膜图像上移动中值滤波器，对滤波器所覆盖图像区域的像素按灰度值排序，将位于中间位置的灰度值作为滤波器中心对应像素点的灰度。该模板对于明显的光照亮点或睫毛等暗点具有很好的消除作用。

为比较以上各平滑滤波器对虹膜图像的滤波效果，我们采用各自的滤波模板对同一虹膜图像进行滤波，为显示滤波效果，模板大小选择为 7×7，高斯滤波方差 $\sigma=1$，滤波效果如图 3.9 所示。

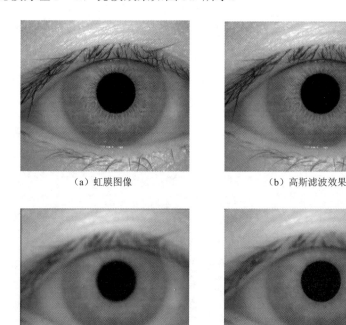

(a) 虹膜图像　　　　　　　　　(b) 高斯滤波效果

(c) 均值滤波效果　　　　　　　(d) 中值滤波效果

图 3.9　不同滤波器的滤波效果

从图 3.9 中可以看出，高斯滤波效果与均值滤波效果和中值滤波效果相比要好一些，均值滤波和中值滤波在滤去噪声的同时也模糊了虹膜的边缘。因此，在本书中，对虹膜图像平滑去噪采用高斯平滑滤波，模板大小和方差根据虹膜图像的质量选择。

3.3 基于圆几何特征的快速虹膜定位方法

针对经典虹膜定位方法速度较慢的问题，本节提出一种基于圆几何特征的粗定位与精定位结合的快速虹膜定位方法。首先，基于行列扫描的方法找到瞳孔内的 4 条弦，利用弦的中垂线结合瞳孔边缘阈值定位 4 对切点；其次，取 4 对切点的坐标均值作为瞳孔边缘中心初始坐标，每对切点之间距离均值的一半为瞳孔边缘初始半径；最后，利用微积分方法对虹膜内外边缘进行精确定位，结合内外边缘圆心非常接近的先验知识，缩小微积分方法定位外边缘的搜索范围，从而显著提高虹膜定位速度。

3.3.1 虹膜内边缘粗定位

1. 粗定位原理

采集到的虹膜图像灰度分布有一定特点，图 3.10 为典型的虹膜图像灰度直方图。一般而言，瞳孔灰度小于虹膜灰度，虹膜灰度小于巩膜灰度，且瞳孔灰度集中在瞳孔灰度直方图波峰所对应的灰度值附近，在灰度直方图中表现为尖锐的峰值 g_{pupil}，如图 3.10 所示。

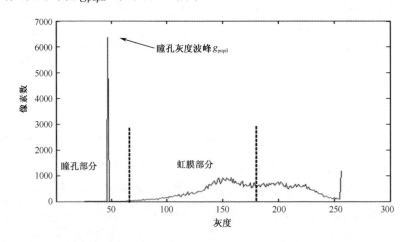

图 3.10 典型的虹膜图像灰度直方图

瞳孔形状近似为圆形，如图 3.11 所示，作瞳孔的 4 条切线，将图像置于直角坐标系中，瞳孔的 4 个切点为 $M(x_1, y_1)$、$N(x_2, y_2)$、$P(x_3, y_3)$、$Q(x_4, y_4)$。瞳孔边缘粗定位中心 (x_p, y_p) 为瞳孔外切正方形的中心，由式（3.12）确定，半径 r_p 为切线距离的均值，由式（3.13）确定。

$$\begin{cases} x_p = \dfrac{x_3 + x_4}{2} \\ y_p = \dfrac{y_1 + y_2}{2} \\ r_p = \dfrac{r_1 + r_2}{2} \end{cases} \quad (3.12)$$

$$\begin{cases} r_1 = \dfrac{x_4 - x_3}{2} \\ r_2 = \dfrac{y_1 - y_2}{2} \end{cases} \quad (3.13)$$

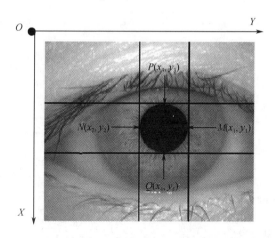

图 3.11 瞳孔边缘定位原理

2. 定位切点

瞳孔切点定位过程示意图如图 3.12 所示，图中圆 O 为瞳孔区，以间隔 Δn 对虹膜图像实施行扫描，当某行中等于瞳孔灰度波峰 g_{pupil} 的像素数量达

到 N 时，粗定位圆 O 内一条弦的端点 L_1' 和 L_2'。由于虹膜内边缘存在灰度过渡带，所以 L_1' 和 L_2' 往往不是真实的边缘点，且弦 $L_1'L_2'$ 中可能存在灰度突变点。为精确定位边缘点 L_1' 和 L_2'，由弦 $L_1'L_2'$ 中点沿当前行向两端逐像素点搜索，当某像素点灰度值和外端相邻 4 个像素点灰度的均值都大于阈值 g_{thresh} 时，则认为找到真实边缘点 L_1 和 L_2。L_1 和 L_2 的中垂线与瞳孔边缘相交于 P、Q 点，由此找到一对瞳孔切点。按照以上原理，分别对虹膜图像从不同方向实施行列扫描，最后得到 4 对切点，取切点距离均值一半作为瞳孔粗定位半径，P,Q 坐标均值为瞳孔粗定位坐标。

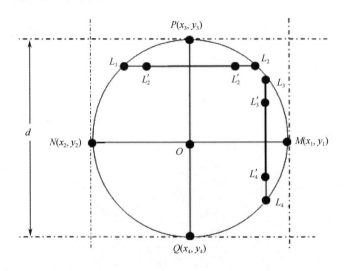

图 3.12 瞳孔切点定位过程示意图

对以上过程进行如下数学描述：

（1）找到初始边缘点。以间隔 Δn 行对图像实施行扫描，找到满足式（3.14）的第一个行值 m，按式（3.15）定位弦 $L_1'L_2'$ 的中点 $L_m'(m, y_m')$。

$$\mathrm{numel}(I(m,y) = g_{pupil}) \geqslant N \tag{3.14}$$

$$y_m' = \frac{\sum_{i=1}^{n_1} y_i'}{n_1} \tag{3.15}$$

式中　$I(m,y)$——图像灰度函数；

　　　numel——求数量和函数；

　　　y'_i——第 m 行满足式（3.13）的所有 y。

（2）确定真实边缘点。为精确定位边缘点 L_1 和 L_2，由中点 L'_m 沿第 m 行分别向两端逐点搜索，当同时满足式（3.16）和式（3.17）时，确定边缘点 $L_1(m,y_5)$，$L_2(m,y_6)$，即

$$\begin{cases} I(m,y_5) \geqslant g_{\text{thresh}} \\ I(m,y_6) \geqslant g_{\text{thresh}} \end{cases} \tag{3.16}$$

$$\begin{cases} \dfrac{\sum\limits_{i=0}^{4} I(m,y_5-i)}{5} \geqslant g_{\text{thresh}} \\ \dfrac{\sum\limits_{i=0}^{4} I(m,y_6+i)}{5} \geqslant g_{\text{thresh}} \end{cases} \tag{3.17}$$

弦 L_1L_2 的中点 $L_m(m,y_m)$ 中的参数 y_m 由式（3.18）确定，即

$$y_m = \frac{\sum\limits_{i=1}^{n_2} y_i}{n_2} \tag{3.18}$$

式中　y_i——y'_i 和满足 $I(m,y) \leqslant g_{\text{pupil}}$ 的 y。

（3）定位切点。由中点 L_m 沿第 y_m 列分别向上下两端逐点搜索，与瞳孔边缘相交于点 $P(x_3,y_3)$、$Q(x_4,y_4)$，当切点坐标首次同时满足式（3.19）和式（3.20）时，确定 P、Q 点，y_3、y_4 由式（3.21）确定。

$$\begin{cases} I(x_3,y_m) \geqslant g_{\text{thresh}} \\ I(x_4,y_m) \geqslant g_{\text{thresh}} \end{cases} \tag{3.19}$$

$$\begin{cases} \dfrac{\sum\limits_{i=0}^{4} I(x_3 - i, y_m)}{5} \geqslant g_{\text{thresh}} \\ \dfrac{\sum\limits_{i=0}^{4} I(x_4 + i, y_m)}{5} \geqslant g_{\text{thresh}} \end{cases} \quad (3.20)$$

$$y_3 = y_4 = y_m \quad (3.21)$$

在对瞳孔粗定位的过程中，N 不能过小，以防止落入内边缘过渡带，或受瞳孔外噪声干扰，从而影响定位精度，这里 N 取 30。一般瞳孔灰度值不超过 80，本节 g_{thresh} 取 80。

3.3.2　虹膜内外边缘精定位

1. 内边缘精定位

由于瞳孔边缘明显较周围暗，所以适合用 Daugman 的微积分方法进行精定位。(x_p, y_p, r_p) 为瞳孔边缘参数粗定位结果，为提高虹膜内边缘定位速度，我们对瞳孔边缘的参数搜索范围进行限制。瞳孔边缘中心的搜索范围限制在以 (x_p, y_p) 为中心，大小为 15×15 的邻域内；半径的变化范围限制在区间 $[r_p-15, r_p+15]$，最后得到的内边缘精确参数为 (X_P, Y_P, R_P)。

2. 外边缘精定位

虹膜外边缘过渡带通常较宽，灰度变化也没有内边缘强，另外，虹膜本身丰富的纹理信息（如神经圈）也会影响虹膜外边缘定位，直接应用 Daugman 的线积分方法有时并不能准确定位虹膜外边缘。本节采用面积分 D 代替以上线积分对外边缘进行定位，即

$$D = \max_{(r, x_0, y_0)} \left| G_\sigma(R) * \dfrac{\partial}{\partial R} \iint_D \dfrac{I(x, y)}{\pi R^2} \mathrm{d}\delta \right| \quad (3.22)$$

面积分与 Daugman 的线积分运算方式相似，唯一不同的是随着 R 的变化，面积分计算的是相邻两个圆所包含的像素的灰度均值之差。虹膜内外边缘虽然不能认为是同心圆，但存在耦合关系，其中心距离之差小于 d_o。

$$\sqrt{(x_0-x_p)^2+(y_0-y_p)^2} \leqslant d_o \tag{3.23}$$

这里取 $d_o=15$，采用面积分方法定位虹膜外边缘，外边缘参数搜索区间为 $x_0 \in [x_p-15, x_p+15]$，$y_0 \in [y_p-15, y_p+15]$，$r \in [80, 130]$。人眼在正常的凝视状态下，上下眼睑会覆盖一部分虹膜，所以积分区域一般限定在 $[-\pi/4, \pi/4]$ 和 $[3\pi/4, 5\pi/4]$ 的扇形区域内。最后得到外边缘参数为 (X_I, Y_I, R_I)。

3.4 不均匀光照下的虹膜定位算法

采集虹膜图像时，充分、均匀的光照是虹膜图像质量的保证，军事作战或行动中的环境比较恶劣，常常在野外或夜间作业，由于电力、环境等条件，光照常常受到影响，导致采集的虹膜图像质量较差，使得虹膜定位的成功率降低，乃至影响后续虹膜识别的准确率。针对军事作战或行动对虹膜识别的特殊需求，本节提出了一种最小二乘法粗定位与微积分方法精定位相结合的虹膜定位算法。首先，分析了不均匀光照对虹膜定位的影响，指出了经典虹膜定位算法易受光照影响且速度较慢的问题；其次，应用形态学运算处理虹膜图像，对处理后的图像阈值化，提取并修复瞳孔区，利用最小二乘法对瞳孔区下部边缘点进行内边缘粗略拟合；再次，根据外边缘点存在区域的灰度梯度确定虹膜外边缘点，利用最小二乘法进行外边缘粗略拟合；最后，利用微积分方法精确定位虹膜内外边缘。

3.4.1 数学形态学基础

数学形态学从集合理论发展而来，最初数学形态学用来分析金属材料和地质样本的几何结构。它用具有一定形态的结构元素去度量和提取图像中对应的形状特征，以达到对图像进行分析和识别的目的，目前数学形态学已经成为数字图像处理和模式识别领域的新方法。

数学形态学最早以二值图像为研究对象，称为二值形态学，后来把二值形态学推广到灰度图像处理，称为灰度形态学。其基本运算包括膨胀（Dilation）、腐蚀（Erosion）、开运算（Opening）和闭运算（Closing），由这些运算可以推导和组合形成各种形态学处理算法。

1. 二值形态学

数学形态学中二值图像的形态变换是一种针对集合的处理过程。例如，用 A 表示二值图像，用 B 表示结构元素，每个结构元素，指定一个原点，作为结构元素参与形态学运算的参考点，原点可以包含在结构元素内部，也可以在结构元素外部，一般将原点选在结构元素内部。

（1）二值膨胀定义为

$$A \oplus B = \{z \mid [(\hat{B})_z \cap A] \neq \phi\} \tag{3.24}$$

在式（3.24）中，$\hat{B}$ 表示结构元素相对原点的反射，定义如下：

$$\hat{B} = \{w \mid w = -b, b \in B\} \tag{3.25}$$

（2）二值腐蚀定义为

$$A \ominus B = \{z \mid B_z \subseteq A\} \tag{3.26}$$

在式（3.26）中，B_z 表示集合 B 平移到点 z，定义如下：

$$B_z = \{c \mid c = a + z, a \in B\} \tag{3.27}$$

（3）二值开运算定义为

$$A \circ B = (A \oplus B) \ominus B \tag{3.28}$$

(4)二值闭运算定义为

$$A \bullet B = (A \oplus B) \ominus B \tag{3.29}$$

二值膨胀可以填充图像中的小孔洞（与结构元素相比而言）及图像边缘的小凹陷部分，起到对图像外部进行滤波的作用；而二值腐蚀可以去除图像中较小的结构成分，起到对图像内部进行滤波的作用，并将图像缩小。先腐蚀后膨胀的过程即为形态学开运算，开运算使图像的轮廓变得光滑，可以断开狭窄的间断和消除细小的凸起。先膨胀后腐蚀的过程即为闭运算，闭运算同样可使轮廓线更光滑，但与开运算相反，它通常可消除狭窄的间断和细长的鸿沟，以及小的孔洞，并填补轮廓线中的断裂。

2. 灰度形态学运算

(1)灰度形态学腐蚀定义为

$$f \ominus b(s,t) = \min\{f(s+x, t+y) - b(x,y) \mid \\ (s+x),\ (t+y) \in D_f; (x,y) \in D_b\} \tag{3.30}$$

$f(x,y)$ 为输入图像，$b(x,y)$ 是结构元素，其本身是一个子图像。D_f 和 D_b 分别为 f 和 b 的定义域。因为腐蚀运算是在结构元素定义的邻域中选择 $f \ominus b$ 的最小值，故比结构元素小的区域中的明亮细节将被减少或去除，减少或去除的程度取决于结构元素的性质。总体来讲，腐蚀运算可以去除图像中的孤立噪声点和边缘上的微小凸起，同时会使输出图像变暗。

(2)灰度形态学膨胀定义为

$$f \oplus b(s,t) = \max\{f(s-x, t-y) + b(x,y) \mid \\ (s-x),\ (t-y) \in D_f; (x,y) \in D_b\} \tag{3.31}$$

f、b、D_f 和 D_b 的定义与灰度形态学腐蚀一样。由于膨胀运算是在结构元素定义的邻域中选择 $f \oplus b$ 的最大值，故比结构元素小的区域中的黑暗细节将被减少或去除，减少或去除的程度同样取决于所选结构元素的性质。膨胀运算的结果是填补空洞，并填平边缘上不平滑的凹坑部分。同时，膨胀运算会使输出图像变亮。

（3）灰度形态学开运算定义为

$$f \circ b = (f \ominus b) \oplus b \quad (3.32)$$

灰度形态学开运算可消除图中的孤岛或尖峰等过亮的点，相对保持较大的明亮区不变。

（4）灰度形态学闭运算定义为

$$f \bullet b = (f \oplus b) \ominus b \quad (3.33)$$

形态学闭运算能够去除图像中的暗噪声，同时保留图像中较大的明亮区。

3. 结构元素的选取

结构元素在形态学中的作用类似信号处理时的滤波器，它的形状和大小将直接影响形态学运算的结果。它类似带有形状、大小、灰度和色度的探针，可通过它的移动来检测待研究图像的结构。各类形态学运算可分解为形态学操作和结构元素的选取这两个基本问题。形态学运算的结果在很大程度上取决于结构元素的选择，小尺寸的结构元素去噪声能力弱，但能检测到好的边缘细节；大尺寸的结构元素去噪声能力强，但所检测的边缘较粗糙，如果只采用一个结构元素进行形态学处理，通常不能产生满意的结果。应根据图像中噪声区的大小和灰度变化情况，采用多个结构元素对图像进行形态学处理，然后将变换后的图像合并起来，这是去除噪声干扰的有效方法。

3.4.2 不均匀光照对虹膜定位的影响

由于采集时光照不均匀，人眼图像边缘往往存在暗区，同时在虹膜图像采集过程中一般采用近红外光源，这样采集到的虹膜图像往往包含光源的像点，且有的像点处于瞳孔边缘，如图 3.13（a）所示。如果采用文献[36]的方法对瞳孔二值化，取第一个较明显波峰后的波谷为阈值，如图 3.13（b）所示。人眼图像阈值分割后如图 3.13（c）所示，瞳孔区与睫毛区连通，大块的暗区也被提取出来，同时对光源像点的阈值化造成了瞳孔内部的孔洞和边缘的缺口。对大量不均匀光照条件下的人眼图像进行分析，类似图 3.13（a）的暗区中存在大量与瞳孔灰度相同的像素点，这在灰度直方图上表现为瞳孔区与暗区混合为一个较明显的波峰（这与瞳孔和暗区大小有关），难以利用固定阈值将瞳孔与大块的暗区有效分离。同时，环境光照对人眼图像对比度的影响，可能造成虹膜边缘模糊和对比度下降，影响基于二值化提取瞳孔边缘点的定位方法。

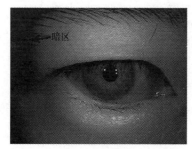

（a）人眼图像

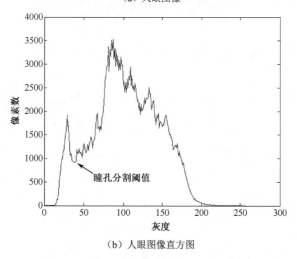

（b）人眼图像直方图

图 3.13　不均匀光照对虹膜定位的影响

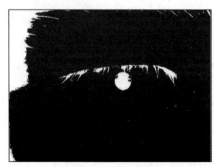

（c）阈值分割

图 3.13　不均匀光照对虹膜定位的影响（续）

根据梯度变化定位边缘的微积分算法不需要对图像进行二值化处理，能够解决边缘不清晰的定位问题。但光源像点严重影响微积分方法的定位，因为像点处灰度梯度很大，虽然光源像点边缘点较少，但是微积分方法是基于边缘点梯度累加值的，所以光源像点处的梯度很可能大于真实边缘梯度，这使得微积分算法无法准确定位真实边缘，所以应用微积分方法前需要将光源像点清除。Hough 变换依赖二值化边缘点的选取，图像的清晰度和对比度也容易受光照的影响产生虚假边缘，从而不能正确定位虹膜内外边缘。以上两种经典算法都存在定位速度慢和受光照不均匀影响的问题。

3.4.3　基于灰度形态学的虹膜内边缘粗定位算法

基于 3.4.2 节的分析，本节提出一种虹膜内边缘粗定位算法。首先，对虹膜图像进行灰度形态学运算，以消除光源像点、光斑和睫毛的干扰，并且对处理后图像的灰度直方图进行平滑滤波，选取阈值对图像二值化；其次，对二值图像进行二值形态学运算，填充孔洞和断开睫毛与瞳孔区的连接，根据二值图像中连通分量的位置提取并修复瞳孔区；最后，利用最小二乘法对下部边缘点进行瞳孔边缘粗略拟合。主要包括以下步骤。

步骤 1：由于虹膜图像中点光源反射形成的光斑形状更接近圆形，所以选取半径为 5，元素值都为 1 的圆盘形扁平结构元素，如图 3.14（a）所示。对图 3.13（a）所示的人眼图像进行一次形态学灰度开运算，去除光斑等亮点的影响。由于睫毛比较细小，所以选用半径为 3，元素值都为 1 的圆盘形扁平结构元素，如图 3.14（b）所示。在形态学灰度开运算的基础上进行一次形态学灰度闭运算，消除睫毛等暗区细节的影响。结合小尺寸结构元素，经过形态学灰度开—闭运算后，保持虹膜图像整体灰度级和明亮区不变，实际上起到平滑图像的作用，运算后图像的灰度直方图如图 3.15（a）所示。

```
0 0 0 0 0 1 0 0 0 0 0        0 0 0 1 0 0 0
0 0 1 1 1 1 1 1 1 0 0
0 1 1 1 1 1 1 1 1 1 0        0 1 1 1 1 1 0
0 1 1 1 1 1 1 1 1 1 0        0 1 1 1 1 1 0
0 1 1 1 1 1 1 1 1 1 0
1 1 1 1 1 1 1 1 1 1 1        1 1 1 1 1 1 1
0 1 1 1 1 1 1 1 1 1 0
0 1 1 1 1 1 1 1 1 1 0        0 1 1 1 1 1 0
0 1 1 1 1 1 1 1 1 1 0        0 1 1 1 1 1 0
0 0 1 1 1 1 1 1 1 0 0
0 0 0 0 0 1 0 0 0 0 0        0 0 0 1 0 0 0
```

（a）半径为 5，元素值都为 1 的圆盘形扁平结构元素　（b）半径为 3，元素值都为 1 的圆盘形扁平结构元素

图 3.14　形态学灰度开—闭运算所用结构元素

步骤 2：选择阈值分割图像。运用式（3.11）高斯脉冲整形滤波器对图 3.15（a）所示直方图进行平滑，结果如图 3.15（b）所示。

$$\begin{cases} h(t) = \dfrac{\exp\left(\dfrac{-t^2}{2\delta^2}\right)}{\sqrt{2\pi}\delta} \\ \delta = \dfrac{\sqrt{\ln(2)}}{2\pi \mathrm{BT}} \end{cases} \quad (3.34)$$

式中，BT=3-dB（BT 为带宽，dB 指电子与通信学科中为了减少数值的一种表示方式），过采样因子为 2，滤波器长度为 9。

通过对直方图的平滑处理找出主要波峰和波谷。对图3.15（a）进行分析，由于瞳孔区较小，所以瞳孔区在对应的灰度直方图中没有很明显的波峰，但是瞳孔区灰度值最小，位于第一个较明显的波峰 p_1 处，暗区和睫毛区总体灰度大于瞳孔区，位于第二个较明显的波峰 p_2 处，则 p_1 和 p_2 之间的波谷 p_3 为瞳孔分割阈值，p_1、p_2、p_3 需满足式（3.35），即波峰需要达到一定数量的像素，峰谷差大于一定阈值，避免直方图肩部的假峰影响，且瞳孔灰度值一般不超过80，令 $p_2 \leq 80$，否则令 $p_2 = 80$。

$$\begin{cases} h(p_1) > 300, \ h(p_2) > 300 \\ h(p_2) - h(p_3) > 100, \ h(p_1) - h(p_3) > 100 \\ p_2 = 80, \ p_2 > 80 \end{cases} \quad (3.35)$$

式中　h——直方图函数。

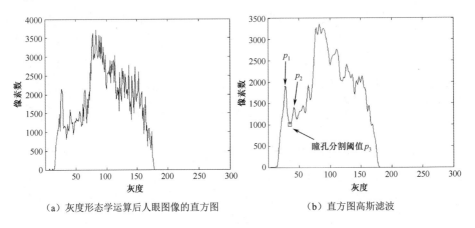

(a)灰度形态学运算后人眼图像的直方图　　(b)直方图高斯滤波

图3.15　直方图高斯平滑处理

虹膜内边缘粗定位过程如图3.16所示。图3.13（a）进行形态学开—闭运算后的人眼图像如图3.15（a）所示。对比图3.16（b）与图3.13（c），图3.16（b）中的瞳孔边缘比较完整。针对图3.16（b），选取半径为3的圆盘形扁平结构元素进行二值形态学闭运算填充孔洞，再选取半径为20的圆盘形扁平结构元素实施形态学开运算，以消除噪声和睫毛、眼睑与瞳孔的连接，最后结果如图3.16（c）所示。

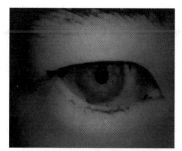
（a）图 3.13（a）的形态学开—闭运算结果

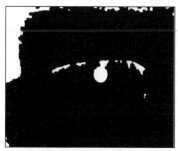
（b）阈值分割结果

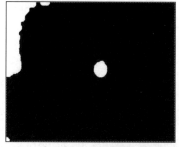
（c）形态学闭—开运算结果

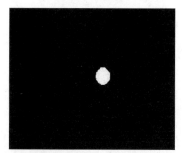
（d）提取并修复瞳孔区

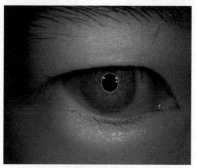
（e）瞳孔边缘粗定位结果

图 3.16　虹膜内边缘粗定位过程

1. 瞳孔区的提取和修复

完成步骤 2 后，还剩下连通的暗区和瞳孔区，因为暗区一般位于人眼图像边缘，而瞳孔区更接近人眼图像的中心，所以可以根据连通区域的质心与人眼图像中心的距离确定瞳孔区。设点 (x_0, y_0) 为人眼图像（大小为 $M \times N$）中心；L_i 为第 i 个连通区域；点 $p(x_j, y_j)$ 为 L_i 内一点；点 $C_i(x, y)$ 为连通区域 L_i 的质心；A_i 为 L_i 的面积，可通过对区域像素进行计数得到。$dist_i$ 为 C_i 到人眼图像中心的距离，$\arg\min_j()$ 表示若括号内取得最小值的项为 $dist_j$，对应的 L_j 区域为瞳孔区。

$$x_o = \frac{M}{2}, \quad y_o = \frac{N}{2} \tag{3.36}$$

$$A_i = \sum_{p \in L_i} 1 \tag{3.37}$$

$$x = \frac{\sum_{p \in L_i} x_j}{A_i}, \quad y = \frac{\sum_{p \in L_i} y_j}{A_i} \tag{3.38}$$

$$dist_i = \sqrt{(x - x_o)^2 - (y - y_o)^2} \tag{3.39}$$

$$L_j = \arg\min_j (dist_1, \cdots, dist_j, \cdots, dist_n) \tag{3.40}$$

瞳孔边缘过渡带灰度分布不均匀，因此分割后的瞳孔区往往不是完整的。为最大程度地修复瞳孔区，在下部边缘对称取 m 对点，其坐标为 $\{(x_i, y_i), (x_i, y_j)\}$，根据式（3.41）计算对称轴 y_s，对称轴两侧区域内任意一点 $(x_l, y_l) \in L_l$，$(x_r, y_r) \in L_r$，根据式（3.42）和式（3.43）进行对称运算后为 $(x_{lm}, y_{lm}) \in L_{lm}$，$(x_{rm}, y_{rm}) \in L_{rm}$。$L_{lm}$、$L_{rm}$ 为 L_l、L_r 关于轴 y_s 的对称区域。

根据式（3.41）得到修复的瞳孔区 L。这样无论是 L_l 还是 L_r 区域都比较完整，能得到最大程度的修复。对图 3.16（c）提取瞳孔和修复后如图 3.16（d）所示。

$$y_s = \frac{\sum_{i=1}^{m} y_i + \sum_{i=1}^{m} y_j}{2m} \tag{3.41}$$

$$x_{lm} = x_l, \quad x_{rm} = x_r \tag{3.42}$$

$$y_{lm} = 2y_s - y_l, \quad y_{rm} = 2y_s - y_r \tag{3.43}$$

$$L = L_L \cup L_r \cup L_{lm} \cup L_{rm} \tag{3.44}$$

2. 瞳孔边缘粗拟合

由于瞳孔区下半部分受睫毛、眼睑的干扰少而比较完整。在图 3.14（d）中，瞳孔区的下部边缘中找到若干边缘点 (x_i, y_i)，$3 \leq i \leq n$，n 为边缘点总数。圆的一般方程为

$$x^2 + y^2 + Ax + By + C = 0 \tag{3.45}$$

瞳孔中心坐标 (x_p, y_p) 及半径 r_p 由式（3.46）确定，即

$$\begin{cases} x_p = -\dfrac{A}{2} \\ y_p = -\dfrac{B}{2} \\ r_p = \dfrac{\sqrt{A^2 + B^2 - 4C}}{2} \end{cases} \tag{3.46}$$

将式（3.45）变换为

$$Ax + By + C = -x^2 - y^2 \tag{3.47}$$

将边缘点坐标代入式（3.47），其矩阵形式为

$$\begin{bmatrix} x_1 & y_1 & 1 \\ x_2 & y_2 & 1 \\ \vdots & \vdots & \vdots \\ x_i & y_i & 1 \\ \vdots & \vdots & \vdots \\ x_n & y_n & 1 \end{bmatrix} \begin{bmatrix} A \\ B \\ C \end{bmatrix} = \begin{bmatrix} -(x_1^2 + y_1^2) \\ -(x_2^2 + y_2^2) \\ \vdots \\ -(x_i^2 + y_i^2) \\ \vdots \\ -(x_n^2 + y_n^2) \end{bmatrix} \tag{3.48}$$

设

$$\boldsymbol{P} = \begin{bmatrix} x_1 & y_1 & 1 \\ x_2 & y_2 & 1 \\ \vdots & \vdots & \vdots \\ x_i & y_i & 1 \\ \vdots & \vdots & \vdots \\ x_n & y_n & 1 \end{bmatrix}, \boldsymbol{Q} = \begin{bmatrix} A \\ B \\ C \end{bmatrix}, \boldsymbol{N} = \begin{bmatrix} -(x_1^2 + y_1^2) \\ -(x_2^2 + y_2^2) \\ \vdots \\ -(x_i^2 + y_i^2) \\ \vdots \\ -(x_n^2 + y_n^2) \end{bmatrix} \tag{3.49}$$

利用最小二乘法对瞳孔边缘进行拟合，式（3.48）的最小二乘解为

$$Q = (P^H P)^{-1} P^H N \qquad (3.50)$$

根据 Q 的解确定瞳孔边缘参数，最后的粗定位结果如图 3.16（e）所示。

3.4.4　基于梯度变换的虹膜外边缘粗定位算法

虹膜外边缘过渡带通常较宽，灰度变化也没有内边缘强，同时还存在睫毛、眼睑的遮挡，以及反射光斑的影响；另外，虹膜本身丰富的纹理信息也会影响虹膜外边缘定位，直接应用微积分算法有时并不能准确定位虹膜外边缘。利用瞳孔圆心与虹膜外边缘圆心的耦合性，本节在对人眼图像进行形态学灰度开—闭运算的基础上，以瞳孔圆心为外边缘初始中心，在一定区域内每隔相同的角度向外作射线，依据射线在虹膜外边缘半径经验值范围内的灰度梯度积分结果确定外边缘点，然后用最小二乘法粗拟合外边缘参数。

1. 灰度梯度变换

由于虹膜图像在 $[-\pi/4, 0]$ 和 $[\pi, 5\pi/4]$ 范围内受眼睑闭合、睫毛干扰较少，以瞳孔圆心 (x_p, y_p) 为中心，以相同间隔 $\Delta\theta$ 分别在以上角度区间向外作一簇射线 $\{l_1, \cdots, l_i, \cdots, l_n, \cdots, l_{2n}\}$，每个角度区间包含 n 条射线，n 由式（3.51）确定。

$$n = \frac{\pi/4}{\Delta\theta} + 1 \qquad (3.51)$$

根据虹膜图像灰度的分布特点，巩膜灰度大于虹膜灰度，因此可以利用射线在虹膜半径区间内的梯度变化确定外边缘点。射线 l_i 上到瞳孔圆心 (x_p, y_p) 距离为外边缘半径经验值区间 $[r_{\min}, r_{\max}]$ 的点 (x_k, y_k) 为

$$\begin{cases} \theta = -i \cdot \Delta\theta, \ 1 \leqslant i \leqslant n \\ \theta = \pi + i \cdot \Delta\theta, \ (n+1) \leqslant i \leqslant 2n \\ x_k = x_p + r \cdot \cos\theta \\ y_k = y_p + r \cdot \sin\theta, \ r \in [r_{\min}, r_{\max}] \end{cases} \qquad (3.52)$$

本节$[r_{\min}, r_{\max}]$取$[80, 120]$。考虑虹膜纹理及外边缘模糊带的影响,定义(x_k, y_k)处灰度梯度为

$$G_i(x_k, y_k) = \begin{cases} I(x_{k+1}, y_{k+1}) - I(x_k, y_k), & \text{其他} \\ 0, & I(x_{k+1}, y_{k+1}) - I(x_k, y_k) < 0 \end{cases} \quad (3.53)$$

式中　$G_i(x_k, y_k)$——第i条射线上点(x_k, y_k)处灰度梯度;

$I(x_k, y_k)$——(x_k, y_k)处灰度值。

2. 找到外边缘点存在区间

分别对梯度变换后的每条射线l_i在$[r_{\min}, r_{\max}]$区间内求梯度积分,积分区间选为6像素,对于射线上的离散点求梯度积分即为求梯度累加和,再求出积分最大值$A_{\max}(i)$。

$$\max\left(\sum_{k=j}^{j+5} G_i(x_k, y_k)\right) = A_{\max}(i), \quad 1 \leqslant i \leqslant 2n, \quad 1 \leqslant j \leqslant r_{\max} - r_{\min} - 5 \quad (3.54)$$

3. 确定可能外边缘点

根据3.4.3节的步骤2找到的梯度积分最大值坐标区间$[(x_k, y_k), (x_{k+5}, y_{k+5})]$,确定对应的第$i$条射线上外边缘点的坐标为

$$\begin{cases} X(i) = \dfrac{\sum\limits_{i=0}^{5} x_{k+1}}{6} \\ Y(i) = \dfrac{\sum\limits_{i=0}^{5} y_{k+1}}{6} \end{cases}, \quad 1 \leqslant k \leqslant r_{\max} - r_{\min} - 5 \quad (3.55)$$

按照以上步骤对图3.16(a)进行处理,结果如图3.17(a)所示,为便于观察,截取虹膜区。

4. 去除噪声点及外边缘的粗拟合

由于受到眼睑、睫毛（形态学运算后睫毛干扰较少）影响，出现边缘噪声点（主要是下眼睑边缘点），对边缘点到瞳孔中心的距离 r 进行投票，如图 3.17（b）所示。对于出现频率小于阈值 T 的 r，则认为该 r 对应的边缘点为噪声点，这里选取 $T=2$。去除噪声点后如图 3.17（c）所示。最后利用最小二乘法对外边缘进行粗拟合，求出虹膜外边缘初始边缘参数 (x_o, y_o, r_o)，结果如图 3.17（d）所示。虹膜外边缘粗定位过程示意图如图 3.17 所示。

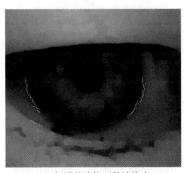

（a）虹膜外边缘可能边缘点

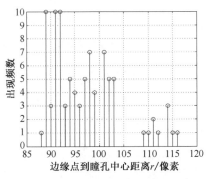

（b）对 r 进行投票

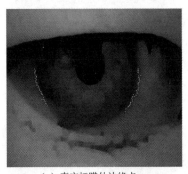

（c）真实虹膜外边缘点

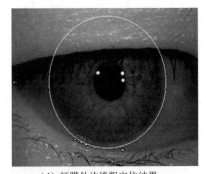

（d）虹膜外边缘粗定位结果

图 3.17　虹膜外边缘粗定位过程示意图

3.4.5 虹膜内外边缘精定位

1. 虹膜内边缘精定位

在虹膜内外边缘粗定位基础上，本节采用 Daugman 的微积分方法精确定位虹膜内外边缘。(x_p, y_p, r_p)为瞳孔边缘参数粗定位结果，为精确定位瞳孔边缘，将瞳孔边缘的参数搜索范围进行限制。瞳孔边缘中心的搜索范围限制在以(x_p, y_p)为中心，大小为 10×10 的邻域内；半径的变化范围限制在区间$[r_p-10, r_p+10]$内；最后得到内边缘精确参数为(X_P, Y_P, R_P)。

2. 虹膜外边缘精定位

虹膜外边缘精确定位采用式（3.56）所示的面积分方法。(x_o, y_o, r_o)为外边缘中心粗定位结果，虹膜外边缘中心的搜索范围限制在以(x_o, y_o)为中心，大小为 10×10 的邻域内；R 限制在区间$[r_o-10, r_o+10]$内。人眼在正常的凝视状态下，上下眼皮会覆盖一部分虹膜，所以积分区域限定在$[-\pi/4，\pi/4]$和$[3\pi/4，5\pi/4]$的扇形区域内，最后得到外边缘参数(X_O, Y_O, R_O)。

$$\max_{(r, x_0, y_0)} \left| G_\sigma(R) * \frac{\partial}{\partial R} \iint_D \frac{I(x, y)}{\pi R^2} \mathrm{d}\delta \right| \quad (3.56)$$

3.4.6 实验结果与分析

本章提出的虹膜定位方法实验图像样本为中国科学院自动化研究所虹膜图像库 CASIA V2.0，其中包括 device1 和 device2 虹膜图像库，每个图像库包含 1200 张灰度人眼图像，来自 60 只人眼，每只人眼采集 20 张图像，由非接触式的虹膜采集设备完成，采集距离为 4～5cm，图像大小为 640 像素×480 像素。与其他版本的虹膜图像库相比，该虹膜图像库中的图像尺寸比较大，有效虹膜区比较小，大部分图像受眼睑及睫毛遮挡，而且光照不均匀，因此给虹膜定位带来了一定难度。利用本书提出的虹膜定位方法对 CISIA

V2.0 中 device1 虹膜图像库中的人眼图像进行虹膜定位实验,在对人眼图像平滑去噪的基础上,本章提出的方法、Daugman 提出的微积分方法及 Wildes 提出的 Hough 变换方法的定位性能比较如表 3.1 所示。

表 3.1　3 种方法的定位性能比较

方法	准确率/%	平均用时/s
微积分方法	93.21	8.81
Hough 变换方法	90.12	9.71
本章方法	97.35	1.12

图 3.18~图 3.21 显示了本章方法、微积分方法、Hough 变换方法对不同质量虹膜图像(均匀光照,不均匀光照,不均匀光照下睫毛干扰、睫毛膏干扰)的定位结果。对定位结果的分析如下:

(1)本章方法利用最小二乘法粗拟合虹膜内外边缘参数,大大缩小了微积分方法的参数搜索范围,提高了定位速度;同时,进行灰度形态学开运算和闭运算,去除了光源像点和睫毛的干扰,能够准确定位虹膜内外边缘。

(2)对于睫毛和光源像点干扰较少的虹膜图像,微积分方法能准确定位。但是多个光源像点处梯度的剧烈变化会使内边缘定位失败,同时当睫毛弯曲率近似为圆时会导致外边缘定位失败。

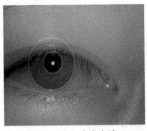
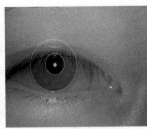
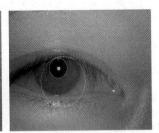

(a)本章方法　　　　　(b)微积分方法　　　　　(c)Hough 变换方法

图 3.18　均匀光照下的虹膜定位

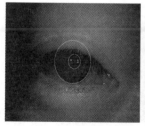 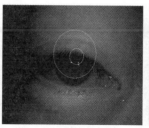 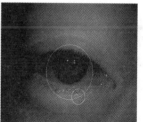

(a)本章方法　　　　　(b)微积分方法　　　　(c)Hough 变换方法

图 3.19　不均匀光照下的虹膜定位

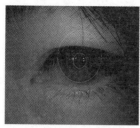 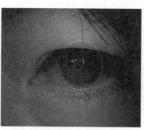 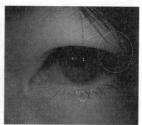

(a)本章方法　　　　　(b)微积分方法　　　　(c)Hough 变换方法

图 3.20　不均匀光照下睫毛干扰的虹膜定位

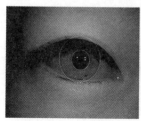 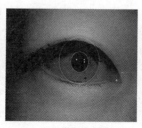 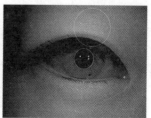

(a)本章方法　　　　　(b)微积分方法　　　　(c)Hough 变换方法

图 3.21　不均匀光照下睫毛膏干扰的虹膜定位

(3)Hough 变换方法是基于二值化边缘点的检测方法,对于瞳孔较小,受睫毛覆盖,如图 3.20(c)所示,同时外边缘不明显的情况,检测出的内外边缘像素点都较少。而有的睫毛与光斑分割出的边缘点联合起来近似为圆,且其边缘像素点数量大于真实边缘点数量的情况,容易使虹膜边缘定位失败。

实验结果表明：本章提出的虹膜定位方法，有效消除了不均匀光照下光源像点、光斑和睫毛的干扰，在人眼图像中能快速、准确地定位出虹膜的内外边缘。

3.5 本章小结

本章对特殊环境中不均匀光照条件对虹膜定位的影响进行了研究，提出了一种不均匀光照条件下的虹膜定位方法。实验结果表明：该方法对不均匀光照条件下的虹膜图像具有较高的定位精度和速度，并且健壮性较好，在一定程度上解决了经典虹膜定位方法易受不均匀光照影响使定位失败和定位速度较慢的问题，为虹膜识别的后续步骤奠定了良好的基础。

第 4 章

虹膜干扰检测与归一化

虹膜定位后分割出的虹膜区中存在眼睑、睫毛和光斑等因素的干扰，必须进行检测并去除这些干扰因素，以防止这些干扰因素被误认为是虹膜纹理的一部分而被特征提取和匹配，从而降低虹膜识别的精确度。在虹膜识别中，光照引起瞳孔的缩放和被采集者眼睛相对采集设备的位置变化，会使虹膜的大小、位置和角度有所变化，因此导致采集到的虹膜图像分辨率不同。这就无法使虹膜图像的有效区域直接进行比对，所以一般都要将大小和分辨率不同的虹膜图像进行归一化处理，将其转化为大小相同的矩形区域，从而消除平移、缩放和旋转对虹膜识别的影响。

本章在分析现有虹膜干扰检测方法的基础上，提出了一种新的上下眼睑和睫毛检测方法，眼睑检测方法能快速、有效地检测眼睑，抗干扰性强；睫毛检测方法能有效、简便和最大限度地检测出睫毛。此外，还简单介绍了主要的虹膜归一化方法，本章采用 Daugman 的弹性归一化模型作为虹膜图像归一化方法，同时对归一化区域的分辨率进行了研究。

4.1 相关工作与分析

光斑是由虹膜采集的辅助光源造成的，采集时光斑通常被控制在瞳孔内。光斑区灰度比周围高很多，所以一般采用固定的较大阈值（接近255灰度级）将光斑分离。本章主要对眼睑和睫毛检测方法进行研究。

4.1.1 眼睑检测方法

上下眼睑一般被模型化为抛物线，然后在人眼图像上搜索最优的目标曲线进行检测。目前眼睑检测方法主要有以下 3 类：

（1）边缘检测和 Hough 变换结合的抛物线检测法。

（2）基于抛物线路径求灰度积分和差分检测法。

（3）基于最小二乘法的抛物线拟合法。

第（1）类方法中 Kang 和 Wildes 利用抛物线拟合上下眼睑边缘，应用边缘检测算子提取二值化边缘点，然后利用式（4.1）的抛物线 Hough 变换将边缘点投影到三维参数空间。

$$[(x-h)\sin\theta+(y-k)\cos\theta]^2 = a[(x-h)\sin\theta+(y-k)\cos\theta] \quad (4.1)$$

式中　(h,k)——抛物线的顶点；

　　　a——抛物线与水平方向的夹角。

该类方法将坐标空间投影到参数空间(a, h, k)，并投票计数定位眼睑，该方法能最大限度地提取虹膜纹理，但是由于在三维空间搜索所以速度较慢。Masek 采用直线 Hough 变换检测上下眼睑，由于在一维空间搜索所以速度较快，但是失去了一部分虹膜纹理。

第（2）类方法采用类似 Daugman 的经典微积分方法，不同之处在于虹膜定位中积分路径为理想的圆周曲线，而此处为抛物线路径，该类方法与第（1）类方法一样，在三维空间搜索存在速度较慢的问题。

第（3）类方法中 Li 等人提取一定的眼睑边缘点，然后利用最小二乘法拟合抛物线眼睑，该类方法的精度取决于能否正确提取眼睑边缘点，与第（1）

类和第(2)类方法相比精度较低,但是它将三维空间搜索降为一维空间搜索,因此速度较快。

4.1.2 睫毛检测方法

在人眼图像中,睫毛情况最为复杂,准确检测难度最大,比较有效的方法是 Kong 的基于一维 Gabor 滤波器和邻域标准差的睫毛检测法,一维 Gabor 滤波器对检测稀疏分散的睫毛比较有效,邻域标准差对检测浓密成块的睫毛比较有效,但该算法需要设置较多参数。Masek 利用睫毛与周围虹膜灰度相差较大的特点,设定阈值来清除睫毛的干扰,该方法比较简便,但采取固定阈值往往会清除真实的虹膜纹理;Zhang 利用一维中值滤波器沿梯度方向对睫毛候选区进行滤波,利用梯度方向与睫毛生长方向垂直的特点来检测睫毛;Jang 等人使用直线检测模板来进行睫毛的检测。总的来说,由于睫毛分布的多样性,现在还没有特别全面有效的睫毛检测方法。采用 Masek 方法检测眼睑和睫毛的示例如图 4.1 所示,黑色区域为检测得到的眼睑和睫毛区。

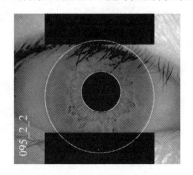

图 4.1 采用 Masek 方法检测眼睑和睫毛示例

4.1.3 归一化方法

虹膜图像中广泛应用的归一化方法是 Daugman 提出的 Rubber-Sheet 模型,该方法将虹膜区表示成一个具有各向同性、柔韧性的弹性模型。利用该模型将大小不一的虹膜区展开为固定大小的矩形区域，以便于后续的匹配。

为了进一步分析虹膜形变，Ivins 提出了 5 个参数的形变模型，5 个参数分别对应眼球水平位移、眼球垂直位移、眼球旋转、眼睛整体大小及瞳孔缩放。

Harry J. Wyatt 提出了一种用一系列连接虹膜内外边缘上点的弧线来模拟虹膜的网状生理结构，来研究由于瞳孔的缩放而造成的虹膜形变。他还利用优化的方法来求解在非线性虹膜拉伸的情况下，使虹膜在生理上"磨损"最小的弧线。对于人体的生理构造来说，这种模型最接近虹膜缩放的真实情况。但是该方法中所提出的虹膜形变模型过于复杂，也没有在虹膜识别领域的应用。Jason 提出了使用贝叶斯方法来进行虹膜形变的计算，给定要进行比对的一对虹膜样本后，对它们之间形变参数的最大后验概率进行估计，归一化和相似性度量可以同时生成。

4.2 新眼睑检测方法

针对现有眼睑和睫毛检测方法的不足，本节提出了一种新的上下眼睑检测方法和睫毛检测方法。首先，对眼睑区进行灰度形态学运算以去除睫毛、光斑的影响；然后，根据眼睑边缘的灰度特点提取边缘点，用最小二乘法对边缘点进行上下眼睑边缘拟合；最后，对眼睑边缘进行精确定位。根据虹膜区的灰度分布特点，自适应生成阈值，对睫毛进行分割。实验结果表明：眼睑检测方法能快速、准确地检测眼睑，睫毛检测方法能简便、有效和最大限度地检测出睫毛。

如图 4.2 所示，标示区域为上下眼睑边缘区。上眼睑开口向下，且受不规则睫毛的干扰，同时在其边缘处存在眼皮阴影和光斑的干扰。对大量人眼图像进行分析发现，上眼睑边缘的灰度比周围虹膜和眼皮灰度低，且边缘轮廓较明显。下眼睑受睫毛干扰较少，但存在光斑的干扰，同时下眼睑边缘没有上眼睑边缘清晰。针对上下眼睑不同的特点，应采用不同的方法进行检测。

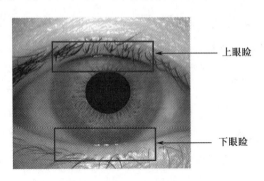

图 4.2 人眼上下眼睑边缘区

4.2.1 上眼睑检测

上眼睑对虹膜区的遮挡较为常见，如果遮挡面积超过虹膜面积的一半，则虹膜区就很难用于识别。上眼睑的检测步骤为：分割上眼睑边缘区及预处理、寻找边缘点集和上眼睑边缘拟合。

1. 分割上眼睑边缘区及预处理

利用 3.3 节提出的虹膜定位方法对图 4.2 中的虹膜进行定位，定位结果如图 4.3 所示。

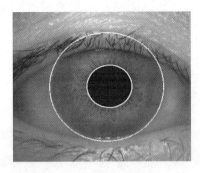

图 4.3 虹膜定位结果

根据文献[58]中的眼睑分割方法,结合所获得的虹膜内外边缘参数分割上眼睑边缘区,为了防止瞳孔被分割出来,上眼睑边缘区内点(x_t, y_t)应在以下区间范围内:$x_t \in [x_i-r_i, x_p-r_p-5]$, $y_t \in [y_i-r_i, y_i+r_i]$。在图 4.3 中分割出的上眼睑区如图 4.4(a)所示,后续的上眼睑检测过程都在该区域进行。

由于睫毛和小块光斑的影响,选取 5×5 元素值都为 1 的圆盘形灰度形态学结构元素 b,对分割的上眼睑边缘区进行形态学灰度闭—开运算。对于睫毛区,进行一次灰度形态学闭运算,消除睫毛等暗区细节的影响,并相对地保持明亮区不受影响。闭运算结果如图 4.4(b)所示,可以看到单根睫毛已被消除,聚集的睫毛区被大大缩小。对图 4.4(b)进行一次灰度形态学开运算,以消除光斑等明亮细节的影响,相对保持整体灰度级和大块的明亮区不变。经过形态学闭—开运算后消除睫毛和光斑的干扰,将眼睑边缘整体保留下来。结果如图 4.4(c)所示。

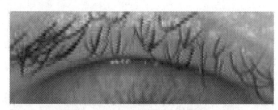

(a)上眼睑边缘区

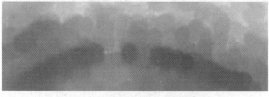

(b)灰度形态学闭运算结果

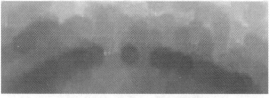

(c)灰度形态学闭—开运算结果

图 4.4　上眼睑区分割及预处理

2. 寻找边缘点集

对上眼睑边缘区每列的灰度值进行分析，图4.5显示了上眼睑边缘区8列的灰度分布，由左至右每列间隔20列。图4.5中每列灰度分布上都有"谷"点，"谷"点对应眼睑边缘点，靠左右两端的眼睑边缘点在眼睑边缘区最底端，在分布图上表现为一段灰度最小值。

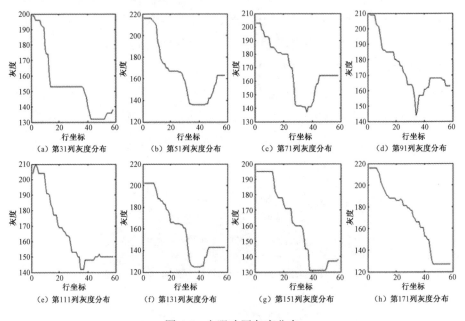

图 4.5 上眼睑区灰度分布

根据以上分析，上眼睑边缘点(x_t, y_t)满足以下条件：

$$x_t = \arg\min_x I(x, y_t) \quad (4.2)$$

式中 I——灰度函数；

$\arg\min_x(f(x))$——使表达式$f(x)$取最小值的x。

该表达式的含义为：眼睑边缘点为每列灰度最小值的对应点，而每列灰度最小值点往往不唯一，设第j列上检测到n个灰度最小值点$\{x_1, \cdots, x_n\}$，则在第j列上的眼睑边缘点行坐标为

$$X_{bj} = \frac{\sum_{i=1}^{n} x_i}{n} \tag{4.3}$$

按照上述方法,在图 4.4(c)中提取上眼睑边缘点,结果如图 4.6 所示。

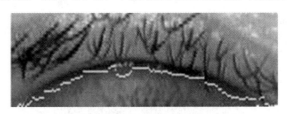

图 4.6 上眼睑边缘点

3. 上眼睑边缘拟合

由于噪声影响,图 4.6 中上眼睑边缘出现了不连续现象,为了获得完整光滑的上眼睑边缘,本节采用最小二乘法对检测到的边缘点进行抛物线拟合。在通常情况下,抛物线方程为

$$x = ay^2 + by + c \tag{4.4}$$

将式(4.4)变换为矩阵形式,即

$$\begin{bmatrix} x_1 \\ x_2 \\ \vdots \\ x_i \\ \vdots \\ x_n \end{bmatrix} = \begin{bmatrix} y_1^2 & y_1 & 1 \\ y_2^2 & y_2 & 1 \\ \vdots & \vdots & \vdots \\ y_i^2 & y_i & 1 \\ \vdots & \vdots & \vdots \\ y_n^2 & y_n & 1 \end{bmatrix} \begin{bmatrix} a \\ b \\ c \end{bmatrix} \tag{4.5}$$

设 $\boldsymbol{N} = \begin{bmatrix} x_1 \\ x_2 \\ \vdots \\ x_i \\ \vdots \\ x_n \end{bmatrix}$, $\boldsymbol{Q} = \begin{bmatrix} a \\ b \\ c \end{bmatrix}$, $\boldsymbol{P} = \begin{bmatrix} y_1^2 & y_1 & 1 \\ y_2^2 & y_2 & 1 \\ \vdots & \vdots & \vdots \\ y_i^2 & y_i & 1 \\ \vdots & \vdots & \vdots \\ y_n^2 & y_n & 1 \end{bmatrix}$

利用最小二乘法对边缘点进行抛物线拟合，则式（4.5）的最小二乘解为

$$Q = (P^H P)^{-1} P^H N \qquad (4.6)$$

将检测到的边缘点坐标(x_i, y_i)代入式（4.6）中，求出Q，拟合出上眼睑边缘，结果如图 4.7 所示。

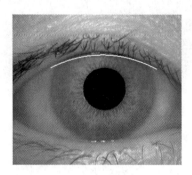

图 4.7　上眼睑边缘拟合

4.2.2　下眼睑检测

下眼睑检测的步骤与上眼睑检测的步骤相似，包括分割下眼睑边缘区及预处理、寻找边缘点集和下眼睑边缘拟合。

1. 分割下眼睑边缘区及预处理

下眼睑边缘区分割与上眼睑区的类似，为防止将瞳孔分割出来，下眼睑边缘区内点(x_b, y_b)应满足：$x_b \in [\, x_p+r_p+5,\, x_i-r_i]$，$y_b \in [y_i-r_i,\, y_i+r_i]$，在图 4.3 中分割的下眼睑区如图 4.8（a）所示。后续的下眼睑定位过程都在该区域进行。从图 4.8（a）可以看出，眼睑边缘存在小块光斑的影响，选用半径为 3、值都为 1 的圆盘形灰度形态学结构元素，进行一次灰度形态学开运算以去除光斑，结果如图 4.8（b）所示。从处理结果来看，眼睑边缘很好地保留了下来，且光斑区被消除了。

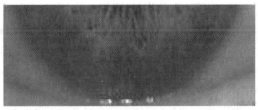

(a) 下眼睑边缘区

(b) 灰度形态学开运算结果

图 4.8　下眼睑区分割及预处理过程

2. 寻找边缘点集

本节对下眼睑区进行梯度变换，然后求最大梯度和区间以确定下眼睑边缘点。虹膜边缘梯度大于眼睑边缘梯度，为防止虹膜边缘和内部神经圈的干扰，首先需要将虹膜区排除在灰度梯度变换区域之外，本节方法是将虹膜区赋予较高的灰度 T，其他区域的灰度不变。

$$I(x_b, y_b) = \begin{cases} I(x_b, y_b) \\ T, \sqrt{(x_b - x_i)^2 + (y_b - y_i)^2} < r_i + t_r \end{cases} \quad (4.7)$$

式中　(x_i, y_i)——虹膜外边缘中心；

r_i——虹膜外边缘半径；

$I(x_b, y_b)$——点(x_b, y_b)处灰度，这里选择 $T=255$、$t_r=6$。

由于虹膜边缘存在过渡带，所以将虹膜外边缘半径延长一定像素 t_r 所确定的圆形区域为非灰度梯度变换区域，以最大程度消除虹膜的影响。灰度变换结果如图 4.9（a）所示。

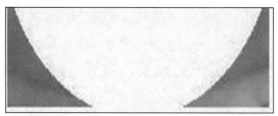

（a）去除虹膜区

（b）梯度变换

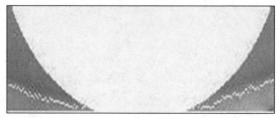

（c）下眼睑边缘点

图 4.9　寻找下眼睑边缘点过程

接着对下眼睑边缘区的每列进行灰度梯度变换，在一般人眼图像中，眼皮灰度大于巩膜灰度，巩膜灰度大于虹膜灰度，定义下眼睑边缘区中点(x_b, y_b)处灰度梯度 $G(x_b, y_b)$为

$$G(x_b, y_b) = \begin{cases} I(x_b+1, y_b) - I(x_b, y_b), & \text{其他} \\ 0, & I(x_b+1, y_b) - I(x_b, y_b) < 0 \end{cases} \quad (4.8)$$

梯度变换结果如图 4.9（b）所示，从变换结果来看，眼睑边缘处具有较大的梯度。最后对梯度变换结果的每列在固定区间内求梯度积分，积分区间选为 6 像素，对于离散像素点求梯度积分即为求梯度累加和，求出积分最大值 $A_{\max}(i)$。

$$\begin{cases} \max\left(\sum_{k=1}^{6} G(x_b + k, i)\right) = A_{\max}(i) \\ x_b = 1, 2, \cdots, M - 5 \end{cases} \quad (4.9)$$

式中　$A_{\max}(i)$——第 i 列上连续 6 像素区间的梯度积分最大值；

　　　M——下眼睑边缘区的行数。

设梯度积分最大值所在区间为$[(x_b, y_b),(x_b+5, y_b)]$，则眼睑边缘区第 i 列下眼睑边缘点坐标为

$$\begin{cases} X(i) = \dfrac{x_b + (x_b + 5)}{2} \\ Y(i) = y_b \end{cases} \quad (4.10)$$

最后找到的下眼睑边缘点，如图 4.9（c）所示。

3. 下眼睑边缘拟合

采用最小二乘法对下眼睑边缘点进行抛物线拟合，最后的下眼睑边缘拟合结果如图 4.10 所示。

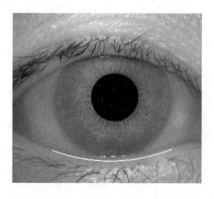

图 4.10　下眼睑拟合结果

4.2.3 眼睑精确定位

因为形态学灰度运算使得边缘过渡带变宽，所以拟合得到的眼睑边缘并不准确，需要在眼睑拟合结果基础上进行精确定位。与虹膜相比，眼睑边缘偏暗，灰度值较小，因此在邻域内上下移动检测到眼睑抛物线的过程中，抛物线上的像素灰度累加值在眼睑边缘处会出现跳变，根据跳变最大值出现的位置，即可精确定位眼睑。抛物线方程 $x=ay^2+by+c$ 中 c 是决定抛物线上下位置的参数，真实眼睑边缘位置参数 c_0 应满足式（4.11）。

$$c_0 = \arg\max_{\text{curve}(c)} \left| \frac{\partial}{\partial c} \int_{\text{curve}(c)} I(x,y) \mathrm{d}s \right| \quad (4.11)$$

通过对抛物线上的像素灰度值积分，再对 c 求差分，使式（4.11）的输出达到最大的 c，即 c_0，设 c_1 为眼睑拟合抛物线方程参数，则抛物线方程参数 c 的上下移动范围为 $[c_1-15, c_1+15]$。上下眼睑精确定位结果如图 4.11 所示。

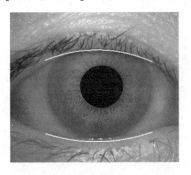

图 4.11　上下眼睑精确定位结果

4.3　新睫毛检测方法

经过眼睑定位后分割出的虹膜有效区域往往在上眼睑边缘存在睫毛干

扰，一些稀疏且短的睫毛可能会被误认为虹膜纹理，但睫毛的检测不会像虹膜内外缘定位那样会对虹膜识别产生重大影响。为提高睫毛检测速度，利用睫毛灰度比虹膜灰度低的特点，根据虹膜灰度采取自适应阈值法对虹膜区的睫毛进行分割。如图4.12（a）所示，利用上述眼睑定位方法对上下眼睑进行定位。为测试上述眼睑定位方法的健壮性，采用更接近实际应用的中国科学院自动化研究所CASIA V2.0虹膜图像库，分辨率大小为640像素×480像素。图4.12（b）为根据虹膜定位结果和眼睑定位结果分割出的虹膜区。

通过将上眼睑抛物线下移一定像素Δc，同时确保抛物线与瞳孔区无交点，通过对抛物线上像素点灰度的分析，图4.12（c）显示了Δc取不同值时抛物线上像素点灰度的分布，因为睫毛比周围虹膜的灰度低，所以这里认为在分布图中的极小值点对应睫毛像素点。设Δc所对应的灰度分布图极小值序列为$\{T_1, T_2, \cdots, T_n\}$，极小值与相邻波峰之间的灰度差应大于$\Delta T$，则$\Delta c$所对应的睫毛检测阈值为$T_{\Delta c}$，$T_{\Delta c}$取$\{T_1, T_2, \cdots, T_n\}$中的最大值。当$\Delta c$取不同值时，$\{\Delta c_1, \Delta c_2, \cdots, \Delta c_n\}$对应一系列睫毛检测阈值$\{T_{\Delta c_1}, T_{\Delta c_2}, \cdots, T_{\Delta c_n}\}$，最终睫毛检测阈值$T_{\text{eyelash}}$取$\{T_{\Delta c_1}, T_{\Delta c_2}, \cdots, T_{\Delta c_n}\}$中的最大值，这里$\Delta T = 15$，睫毛检测结果如图4.12（d）所示，睫毛被最大限度地分割出来，但是一些细微的睫毛末梢未被检测出。

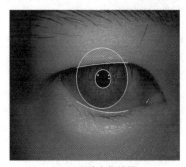
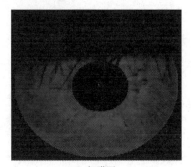

（a）眼睑定位结果　　　　　　　　（b）虹膜区

图4.12　睫毛检测过程

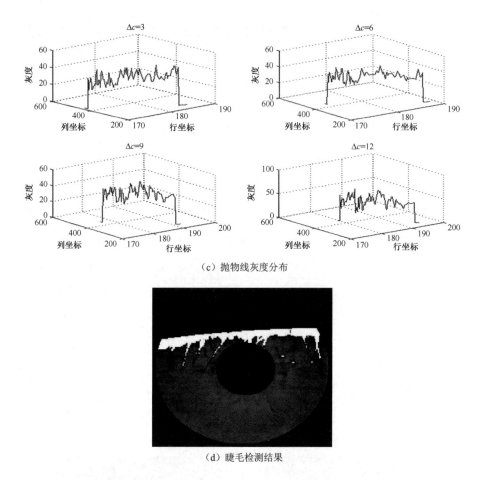

（c）抛物线灰度分布

（d）睫毛检测结果

图 4.12　睫毛检测过程（续）

4.4　实验结果与分析

　　为测试方法的性能，我们从 CASIA V1.0 中的 108 只人眼图像中，每只人眼选取 1 个样本图像，共 108 张人眼图像。从 CASIA V2.0 中 device1 虹膜图像库的 60 只人眼图像中，每只人眼图像选取 2 个样本图像，共 120 张人眼图像，分别对以上不同虹膜图像库中选取的样本图像进行实验。对 CASIA

V1.0 的虹膜定位方法采用 3.4 节的方法，对 CASIA V2.0 的虹膜定位方法采用 3.3 节的方法。将本章的眼睑检测方法和 Hough 变换方法，以及本章的睫毛检测方法和文献[65]中的方法，从主观准确率、耗时两个方面进行比较，如表 4.1 和表 4.2 所示。在每次眼睑检测过程中，只要上眼睑或下眼睑有一项检测失败，则认为该次眼睑检测失败。

表 4.1　眼睑检测方法比较

方法	主观准确率/%	平均耗时/s	最快时间/s	最慢时间/s
Hough 变换方法	90.2	3.64	2.90	4.89
本章方法	92.5	0.49	0.38	0.69

表 4.2　睫毛检测方法比较

方法	主观准确率/%	平均耗时/s	最快时间/s	最慢时间/s
文献[95]方法	91.7	0.87	0.72	0.94
本章方法	94.1	0.31	0.29	0.56

图 4.13 为本章方法和 Hough 变换方法在 CASIA V1.0 上的眼睑检测结果比较，图 4.14 为本章方法和 Hough 变换方法在 CASIA V2.0 上的眼睑检测结果比较。

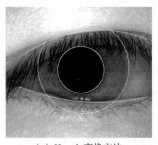 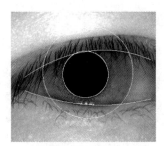

（a）Hough 变换方法　　　　　　　（b）本章方法

图 4.13　眼睑检测结果比较（CASIA V1.0）

从表 4.1 可以看出，本章方法对 CASIA V2.0 虹膜图像库中，绝大多数人眼图像都能快速、准确地检测出眼睑边缘，避免了 Hough 变换方法在三维空间搜索速度较慢的问题。同时，从图 4.13 和图 4.14 中 Hough 变换方法检测眼睑的结果来看，Hough 变换方法易受双层眼睑的干扰，而使检测失败。分析本章方法定位眼睑边缘失败的原因，主要是上眼睑严重遮挡虹膜区引起的，有的遮挡面积超过虹膜区面积的 50%。表 4.2 显示，本章睫毛检测方法与文献[65]方法在主观准确率和速度上相当，但是本章是根据虹膜区图像自适应生成的阈值，与文献[65]直接用单一阈值对睫毛分割相比，更具精确性，减少了虹膜纹理的损失。

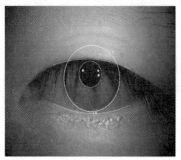
（a）Hough 变换方法

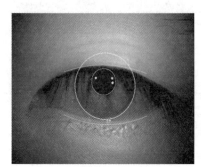
（b）本章方法

图 4.14　眼睑检测结果比较（CASIA V2.0）

4.5　虹膜归一化

4.5.1　Rubber-Sheet 归一化模型

在现有的归一化模型中，应用最广泛的是 Daugman 的橡皮板（Rubber-Sheet）归一化模型。该模型将笛卡儿坐标系下的各点通过式（4.12）转换到极坐标系下，环状的虹膜被转化为固定大小的矩形区域，如图 4.15 所示。

$$\begin{cases} I(x(r,\theta),y(r,\theta)) \to I(r,\theta) \\ x(r,\theta) = (1-r)x_p(\theta) + rx_i(\theta) \\ y(r,\theta) = (1-r)y_p(\theta) + ry_i(\theta) \end{cases} \quad (4.12)$$

式中　$I(x,y)$——原始虹膜图像；

(x,y)——笛卡儿坐标；

(r,θ)——以瞳孔圆心为参考点的极坐标；

$(x_p(\theta), y_p(\theta))$、$(x_i(\theta), y_i(\theta))$——辐角为 θ 时，瞳孔边缘和虹膜边缘上的像素点。

图 4.15 中 r 是归一化的半径，范围是 $[0,1]$，θ 是角度，范围是 $[0,2\pi]$。$r=0$ 时，$(x(r,\theta), y(r,\theta))$ 表示瞳孔边缘上的像素点，而当 $r=1$ 时，$(x(r,\theta), y(r,\theta))$ 表示虹膜的外边缘点。设置 r 的分辨率为固定值，令 r 在 $[0,1]$ 区间内变化，可实现不同虹膜图像的归一化处理。根据式（4.12）将虹膜灰度图像 $I(x,y)$ 映射为极坐标系 $I(r,\theta)$，这种映射具有平移性和缩放不变性。而对于旋转变化，将在后续的匹配方法中进行旋转失真补偿。

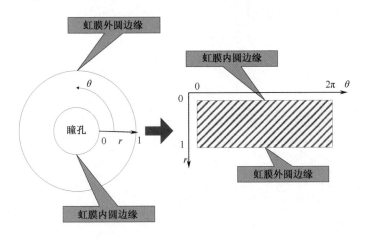

图 4.15　弹性模型变换示意图

在通常情况下，虹膜内外边缘的圆心一般都不重合，如图 4.16 所示，对于这种不重合情况进行推导，图中 c-iris 为虹膜内边缘圆心，c-pupil 为虹膜外边缘圆心，o_y 与 o_x 分别为虹膜圆心和瞳孔圆心在垂直和水平方向的距离差。r 是幅角为 θ 时，瞳孔边缘和虹膜外边缘上的像素点之间的距离；r_I 为虹膜外

边缘半径。弹性模型的具体实现数学公式为

$$r = \sqrt{\alpha}\beta \pm \sqrt{\alpha\beta^2 - \alpha - r_I^2} \qquad (4.13)$$

$$\alpha = o_x^2 + o_y^2 \qquad (4.14)$$

$$\beta = \cos\left(\pi - \arctan\left(\frac{o_y}{o_x}\right) - \theta\right) \qquad (4.15)$$

在上式中，对于同一张虹膜图像来说，虹膜内边缘圆心和虹膜外边缘圆心的距离 α 及它们与水平方向的夹角，以及虹膜内外边缘的半径为常量，根据虹膜内外边缘中心不重合的特点，得出虹膜外边缘上的点到虹膜内边缘上的点的距离是角度 θ 的函数，在不同角度方向，虹膜外边缘点到内边缘中心的距离是不同的。因此，无论内边缘中心和外边缘中心相对位置如何，都可以采用以内边缘中心为极点的坐标系表示虹膜外边缘。对 r 进行固定分辨率的采样，无论 r 多长，将在角度 θ 方向得到固定数量的像素点，这也称为径向分辨率。

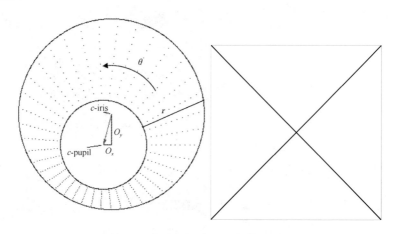

图 4.16　虹膜归一化几何关系示意图

在进行坐标变换时，可能会出现非整数坐标，此时需要通过灰度插值得到该坐标处像素的灰度值。常用的插值算法有最近邻插值、双线性插值和双三次插值，考虑最近邻插值会使变换后图像的灰度值有明显的不连续性，还会放大图像的高频分量，产生明显的块状效应；双三次插值计算精度较高但计算量大；本节采用双线性插值。

通过以上归一化和插值过程，将环形的虹膜区线性展开为固定大小的矩形区域，完成了归一化过程，如图 4.17 所示，白色区域为检测到的眼睑和睫毛噪声。后续的特征提取就是在虹膜归一化图像上进行的。

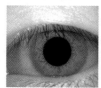
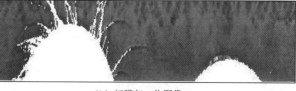

(a) 虹膜图像　　　　　　　　(b) 虹膜归一化图像

图 4.17　虹膜归一化

4.5.2　归一化分辨率的确定

虹膜的纹理特征主要表现在角度方向，呈放射状，同时，纹理主要集中在虹膜内边缘。在规范化区域大小的选择上，角度分辨率的选择应以内边缘像素点数为选择依据，这样虽然在远离内边缘处会有一些纹理丢失，但是保留了主要的纹理；径向分辨率的选择应以较小的内外半径差作为选择依据，使得径向方向具有不变的粗尺度特征。一般半径方向分辨率的合理取值区间为[30, 100]，归一化的角度方向分辨率的最小值应该取 $2\pi r_p$。r_p 为瞳孔半径，取值区间为[80, 140]，角度方向分辨率的合理取值区间为[188, 440]。

4.6　本章小结

眼睑和睫毛检测对虹膜识别率的提高具有重要意义，本章首先利用眼睑边缘灰度的特点确定眼睑边缘点，接着应用最小二乘法对边缘点进行上下眼睑边缘拟合，最后精确定位上下眼睑。本章眼睑检测方法将传统方法的搜索空间由三维降为一维，与Hough变换方法相比，检测精度相当，但速度明显提高；睫毛检测方法根据睫毛灰度的特点，自适应生成阈值对睫毛进行分割，相比传统方法更精确，体现了简便性，并能有效地、最大限度地分割出睫毛。本章采用广泛应用的Rubber-Sheet归一化模型作为虹膜归一化模型，并对归一化分辨率大小进行研究，并得到了径向和角度分辨率的一般取值区间。通过对眼睑、睫毛等噪声干扰的清除，将虹膜区归一化到固定大小的矩形区域，能够精确地提取虹膜特征。

第 5 章

虹膜特征提取与匹配

虹膜特征提取与匹配主要是对归一化后的虹膜图像提取特征并编码，并与待识别的虹膜特征编码进行匹配，根据匹配结果进行身份认证或识别。然而虹膜是一个极小的器官，由于采集设备及环境的限制，通常获得的虹膜图像可利用部分相当有限，因此就需要一种有效的方法能提取纹理的主要特征，从而区分不同的虹膜模式。

目前，有许多纹理分析的方法可以用来进行虹膜特征提取。这些方法主要包括：基于局部相位的方法、基于过零点检测的方法、基于纹理描述的方法、基于形状分析的方法。其中，典型算法主要是 Daugman 的二维 Gabor 方法、Wildes 的高斯—拉普拉斯金字塔方法和基于小波变换的特征提取法。

在分析现有经典虹膜特征提取方法的基础上，本章针对经典小波变换方法的不足，提出了一种基于 Haar 小波的虹膜特征提取方法。实验结果表明，该特征提取方法在认证模式与识别模式下，性能均优于经典小波变换方法和 Wildes 的方法，仅次于 Daugman 的方法，但本方法虹膜特征编码长度仅为 Daugman 的 1/5，更节省储存空间。

在模式匹配上，本章采用相似度作为分类的方法，同时对虹膜旋转配准的相似度计算进行了分析，特别对为弥补虹膜旋转而进行的移位数问题进行了研究，确定了本章匹配方法的移位数，最后对确定模式分类阈值的方法进行了探讨。

5.1 相关工作与分析

5.1.1 二维 Gabor 方法

Daugman 提出的二维 Gabor 滤波器对虹膜纹理进行滤波,如式(5.1)所示,并利用滤波结果的相位进行编码,这种方法是比较典型的特征提取方法。该方法利用 Gabor 滤波器的局部性和方向性对虹膜纹理进行分解,其依据是 Gabor 小波能够很好地模拟人类大脑视觉皮层细胞对图像激励的响应特性。

$$G(x,y) = \exp\left\{-\pi\left[\frac{(x-x_0)^2}{\alpha^2} + \frac{(y-y_0)^2}{\beta^2}\right]\right\} \exp\left\{-2\pi j[u_0(x-x_0)^2 + v_0(y-y_0)]\right\} \tag{5.1}$$

式中 (x_0, y_0) ——滤波器中心在图像中的位置;

(α, β) ——滤波器指定的宽度和长度;

(u_0, v_0) ——空间频率调制参数,它具有空间频率 $\omega_0 = \sqrt{u_0^2 + v_0^2}$ 及方向 $\theta_0 = \arctan(v_0/u_0)$。

通过调整一系列参数 $(x_0, y_0, \alpha, \beta, \mu_0, v_0)$,可以获得不同形式的滤波器,这反映了 Gabor 滤波器的多尺度性和方向性。

Daugman 并不是直接采用以上滤波结果的幅度信息作为虹膜特征,而是通过判断滤波结果所在的象限进行特征编码,表示如下:

$$h_{\{\text{Re, Im}\}} = \text{sgn}_{\{\text{Re, Im}\}} \iint_{\rho\phi} I(\rho,\phi) \exp[-i\omega(\theta_0-\phi)] \times \exp[-(r_0-\rho)^2/\alpha^2] \times \\ \exp[-(\theta_0-\phi)^2/\beta^2]\rho d\rho d\phi \tag{5.2}$$

式中 $I(\rho,\phi)$ ——图像的极坐标形式;

$r_0 = \sqrt{x_0^2 + y_0^2}$，$h_{\{Re, Im\}}$——特征编码。

Daugman 虹膜特征编码原理如图 5.1 所示。根据滤波后结果所处的象限位置调制为 2 bit 二进制数。

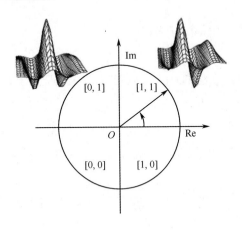

图 5.1 Daugman 虹膜特征编码原理

在 Daugman 的方法中，通过选择二维 Gabor 滤波器的尺度和方向，共产生了 1024 个滤波器，每个滤波器的滤波结果产生 2 bit 虹膜特征编码，共产生 2048 bit 虹膜特征编码。利用式（5.3）所示的海明距离（Hamming Distance）对虹膜特征编码进行匹配。

$$HD = \frac{\|(codeA \otimes codeB) \cap maskA \cap maskB\|}{\|maskA \cap maskB\|}$$ （5.3）

式中　$codeA$，$codeB$——模式 A 和模式 B 的特征编码；

$maskA$，$maskB$——模式 A 和模式 B 的掩膜码，防止非虹膜区干扰模式比对；

$\otimes$——按位异或操作；

$\cap$——按位与操作。

根据特征模板中匹配点占整个模板的比例大小来度量两类虹膜模式的差异。

该方法在空域和频域能达到最优联合定位，同时选用相位而不是幅度作为虹膜特征信息，不受图像对比度和光照等额外因素的影响。Daugman 的方法是虹膜识别领域的经典权威方法，商业化程度也较高。但是该方法对虹膜图像质量的要求也较高，在低质量虹膜图像情况下，算法的识别率将大幅下降。而且由于采用的是滤波器结果相位编码的方法，对图像的特征也只是定性的反映，并未能反映虹膜纹理的细节特征。

5.1.2 高斯—拉普拉斯金字塔方法

Wildes 使用金字塔分解方法对虹膜图像进行分解，使用的滤波器为高斯—拉普拉斯（Laplacian of Gaussian）滤波器。

$$-\frac{1}{\pi\sigma^4}\left(1-\frac{\rho^2}{2\sigma^2}\right)\exp\left(-\frac{\rho^2}{2\sigma^2}\right) \tag{5.4}$$

式中　σ——高斯函数的标准差；

ρ——点到滤波器中心的距离。

该方法利用高斯—拉普拉斯滤波器对虹膜图像进行四级拉普拉斯金字塔分解，得到的结果如图 5.2 所示。

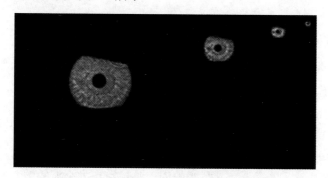

图 5.2　虹膜图像的四级拉普拉斯金字塔分解

计算不同虹膜各级分解图像归一化的相关系数，大小为 $m×n$ 的图像块 p_1 和 p_2 的相关系数为

$$\frac{\sum_{i=1}^{n}\sum_{j=1}^{m}(p_1[i,j]-\mu_1)(p_2[i,j]-\mu_2)}{nm\sigma^1\sigma^2} \tag{5.5}$$

式（5.5）中，

$$\mu_1 = \frac{1}{nm}\sum_{i=1}^{n}\sum_{j=1}^{m}p_1[i,j] \tag{5.6}$$

$$\sigma_1 = \sqrt{\frac{1}{nm}\sum_{i=1}^{n}\sum_{j=1}^{m}(p_1[i,j]-\mu_1)^2} \tag{5.7}$$

$$\mu_2 = \frac{1}{nm}\sum_{i=1}^{n}\sum_{j=1}^{m}p_2[i,j] \tag{5.8}$$

$$\sigma_2 = \sqrt{\frac{1}{nm}\sum_{i=1}^{n}\sum_{j=1}^{m}(p_1[i,j]-\mu_2)^2} \tag{5.9}$$

利用 Fisher 线性判别式决策，由于特征空间大，匹配复杂度高，所以该方法只能在认证模式下工作，在实际应用中存在局限性。

5.1.3 小波变换方法

1. 基于过零点检测的方法

Boles 利用小波变换过零点和相邻过零点之间的积分值作为虹膜特征。利用不相似函数计算两个虹膜纹理间的距离，得到识别结果。

在提取虹膜图像特征前，先以虹膜中心为圆心作一系列同心圆，在同心圆上对虹膜图像采样，将二维虹膜纹理信号转化为一维虹膜纹理信号，然后进行小波变换。这里将某一光滑函数的二阶导数作为小波函数，即

$$\psi(x) = \frac{d^2\theta(x)}{dx^2} \tag{5.10}$$

信号 $f(x)$ 在尺度 s 和位置 x 上的小波变换定义为

$$W_s f(x) = s^2 \frac{d^2}{dx^2}(f * \theta_s) \tag{5.11}$$

这里，$\theta_s = \theta(x/s)/s$。可见小波变换 $W_s f(x)$ 与经 θ_s 光滑后的 $f(x)$ 的二阶导数成正比。变换后的过零点代表拐点，即函数曲线剧烈变化的位置，对应虹膜区的显著纹理特征。

设小波变换的结果有 n 个过零点，设 z_n 为过零点的位置，e_n 为任意两个相邻过零点之间的积分值，将二元点序列 (z_n, e_n)，$n \in z$ 作为虹膜特征。Boles 的方法相对比较简单，但是，由于其将二维虹膜纹理信号转化成一维虹膜纹理信号，割裂了虹膜纹理特征作为二维虹膜纹理信号之间的内在联系，并且该方法的健壮性较差，很容易受图像质量的影响。

2. 基于 Haar 小波分解的方法

Lim 利用 Haar 小波作为母小波，对大小为 450×60 的虹膜归一化区域经过 4 次滤波分解，获得大小为 28×3 的高频子图像，对第 4 层高频系数 HH_4 进行调制，结合 1~3 层高频系数的均值，形成 87 bit 虹膜特征编码，如图 5.3 所示。利用 LVQ 竞争学习网络进行匹配分类，该算法提取的特征向量维数较少，节省了运算空间且便于储存，报道识别率比 Daugman 的方法高 0.9%。Haar 小波方法降低了空间维数和运行时间，但因为其仅用 87 bit 表示虹膜模式，还不能充分表征虹膜纹理，在大数据库下的识别率难以保证。

为了改进以上 Boles 和 Lim 的基于小波的提取虹膜特征方法的不足，本章提出了一种新颖的利用 Haar 小波进行二维小波变换，并提取虹膜特征的方法。

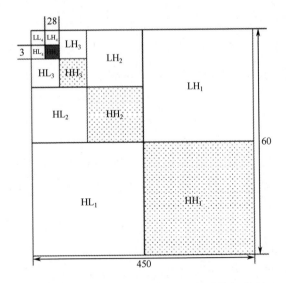

图 5.3　Haar 小波分解生成 87 bit 虹膜特征编码

5.1.4　图像的二维离散小波分解

一维离散小波变换的突破性成果是 S. Mallat 于 1989 年在多分辨分析基础上提出的快速方法——Mallat 方法。Mallat 方法在小波分析中作用相当于快速傅里叶变换（FFT）在傅里叶分析中的地位，它使得小波变换走上了更广阔的应用领域。Mallat 分解方法又称塔式方法，主要由时域中的高通滤波器 Hi_D 和低通滤波器 Lo_D 对信号进行分解。以第一层分解为例，如图 5.4 所示。

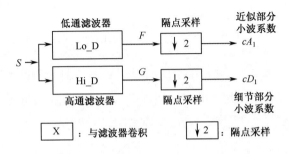

图 5.4　一维离散小波分解快速方法

假设所检测的信号为 S，信号在第一层的近似部分，即低频部分的小波系数 cA_1 是通过信号 S 与低通滤波器 Lo_D 卷积，然后将卷积结果隔点采样得到的；而细节部分，即高频部分的小波系数 cD_1 是通过信号 S 与高通滤波器 Hi_D 卷积，然后将卷积结果隔点采样得到的。第二层分解将 S 替换为 cA_1，采用同样的方法进行分解，这样在第 j 层上，信号 $f(t)$ 被分解为近似部分的小波系数 cA_j 和细节部分的小波系数 cD_j，如图 5.5 所示。

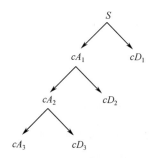

图 5.5 一维离散小波分解系数结构（以 3 层分解为例）

二维离散小波变换可由一维离散小波变换扩展而来，实际上就是将一维离散小波变换作用于二维信号的行和列。由于图像是一种二维离散信号，二维离散小波变换将图像分解成近似分量和细节分量。分解的尺度函数 $\varphi_{j,m,n}(x,y)$ 和小波函数 $\psi^i_{j,m,n}(x,y)$ 为

$$\varphi_{j,m,n}(x,y) = 2^{j/2}\varphi(2^j x - m, 2^j y - n) \tag{5.12}$$

$$\psi^i_{j,m,n}(x,y) = 2^{j/2}\varphi^i(2^j x - m, 2^j y - n), i = \{H,V,D\} \tag{5.13}$$

式（5.13）中的 i 标识 3 个方向敏感性小波，度量不同方向图像强度的变化，H 为水平方向，V 为垂直方向，D 为对角线方向。尺寸为 $M \times N$ 的图像 $f(x,y)$ 的二维离散小波变换为

$$W_\varphi(j_0,m,n) = \frac{1}{\sqrt{MN}} \sum_{x=0}^{M-1} \sum_{y=0}^{N-1} f(x,y)\varphi_{j,m,n}(x,y) \tag{5.14}$$

$$W_\psi^i(j,m,n) = \frac{1}{\sqrt{MN}} \sum_{x=0}^{M-1}\sum_{y=0}^{N-1} f(x,y)\psi_{j,m,n}^i(x,y), i=\{H,V,D\} \quad (5.15)$$

式中　j_0——任意的起始尺度，一般选 $j_0=0$；

$W_\varphi(j_0,m,n)$——定义了尺度 j_0 的近似系数；

$W_\psi^i(j,m,n)$——对于 $j \geqslant j_0$ 定义了不同方向的细节系数，一般选择 $N=M=2^J$，$j=0,1,2,\cdots,J-1$，$m,n=0,1,2,\cdots,2^j-1$。

如果图像被分解到第 J 层，那么会生成 $3J+1$ 个子图像，图像信号的小波分解表示为 $\left[cA_J,\{cD_j^h,cD_j^v,cD_j^d\}_{1 \leqslant j \leqslant J}\right]$。其中，$cA_J$ 代表第 J 层的近似系数；$\{cD_j^h,cD_j^v,cD_j^d\}$ 代表第 j 层不同方向的细节系数。对图像进行第 $j+1$ 层分解是建立在对第 j 层近似系数 cA_j 进行分解基础上的。和一维离散小波变换存在快速方法一样，二维离散小波变换的快速方法原理如图 5.6 所示。Hi_D 为小波分解高通滤波器，Lo_D 为小波分解低通滤波器，从图 5.6 中看出，对图像的二维离散小波变换就是将一维小波变换快速方法作用于图像的行和列。

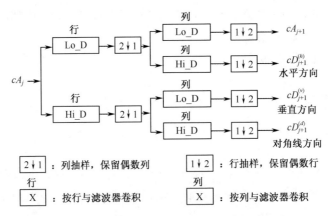

图 5.6　二维离散小波变换快速方法原理

对图像进行二维离散小波变换是从高尺度向低尺度进行的，如图 5.7 所示，第一级的分解是在原始图像上展开的，类似第二级的分解是在近似子图

LL$_1$ 上展开的,按照同样方法继续对图像进行逐级分解。每级小波分解得到近似子图 LL(对应 W_φ),以及细节子图 HH、HL 和 LH(分别对应 W_ψ^D、W_ψ^H 和 W_ψ^V)。

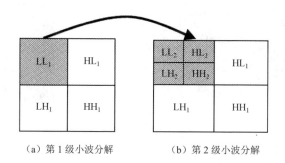

(a)第 1 级小波分解   (b)第 2 级小波分解

图 5.7　图像小波分解示意

5.2　基于 Haar 小波的虹膜特征提取方法

虽然对虹膜特征提取方法开展了广泛的研究,但通常都仅把虹膜图像整体不加区分地进行处理,并未考虑虹膜纹理分布的不均匀性。以下从虹膜的生理结构特性出发,对已有小波提取方法进行改进,在虹膜纹理集中的区域进行特征提取和编码。本节提出的特征提取方法分为 3 个步骤:特征提取区域划分、Haar 小波分解、特征提取。

5.2.1　特征提取区域划分

虹膜纹理特征如图 5.8 所示。虹膜区距离内边缘约 1.5mm 处,有一个环形锯齿状凸起区域,称为卷缩轮。以卷缩轮为依据,将虹膜大致分为两个部分:靠近内边缘的部分为瞳孔区,靠近外边缘的部分为睫状体区。瞳孔区内因为含有较丰富的纹理细节,所以在这一区域能贡献更多的虹膜纹理特征以供识别。

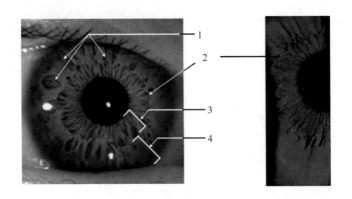

图 5.8 虹膜纹理特征

1—隐窝；2—卷缩轮；3—瞳孔区；4—睫状体区

根据以上对虹膜纹理特征的分析，可以将虹膜区按径向分为两个子区 R_1 和 R_2，分别对应大致的瞳孔区和睫状体区，如图 5.9（a）所示。反映到归一化后的虹膜图像上，则是在垂直（径向）方向上分为两个平行不相交的子区，如图 5.9（b）所示。

考虑 R_1 区为瞳孔区，含有丰富的纹理特征，且 R_2 区含有的虹膜纹理特征较少，且易受上下眼睑的遮挡，所以初步选定 R_1 区为虹膜有效区域。但是对一张受睫毛干扰的虹膜归一化图像进行分析，如图 5.9（c）所示，白色区域为检测到的眼睑和睫毛区。将 R_1 区分为 R_3 区和 R_4 区两个部分，R_3 区受上眼睑遮挡及睫毛干扰较严重。对大量原始虹膜图像分析发现，上眼睑覆盖虹膜比下眼睑更严重，且上睫毛对虹膜区的干扰更严重。基于以上分析，选择 R_4 区为虹膜有效区域。

R_4 区根据检测到的眼睑和睫毛区确定。以图 5.9（c）为例，图中眼睑及睫毛区被赋予统一的、较高的灰度值（对于 8 bit 灰度图像来说为 255），如图 5.10 所示。设上眼睑和睫毛区为 L_1，对 L_1 区中所有的点进行检测，检测到的最"靠右"，即拥有最大纵坐标值的点为 $P(x_1, y_1)$；设下眼睑区为 L_2 区，对 L_2 区中所有的点进行检测，检测到的最"顶端"，即拥有最大横坐标值的点为 $Q(x_2, y_2)$。设虹膜归一化图像的大小为 $M \times N$，则 R_4 区为由以下方程确定的 4 条直线所围成的，后续的虹膜特征提取都是在 R_4 区上进行的。虹膜特征提取区域对虹膜的分类和识别影响较大，比对的有效区域越大，识别的精度越高。

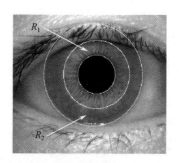

（a）在原图像上虹膜子区的划分

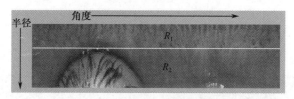

（b）在归一化图像上虹膜子区的划分

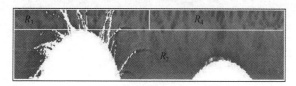

（c）眼睑和睫毛干扰的归一化图像

图 5.9　虹膜子区划分及有效区域确定

$$\begin{cases} y = y_1, & 左边界 \\ x = x_2, & 下边界 \\ x = 0, & 上边界 \\ y = N, & 右边界 \end{cases} \tag{5.16}$$

根据 4.5.2 节中的分析，归一化图像半径方向分辨率的合理取值区间为[30, 100]，归一化图像角度方向分辨率合理取值区间为[188, 440]。为保持更多的虹膜纹理细节信息,提高识别精度,本文选取归一化图像分辨率为100×400。为生成固定大小的虹膜特征编码,便于后续虹膜模式的匹配,需要从R_4区中选取固定大小的特征提取区域R_5,且R_5区由上向下、由右至左选取,如图5.11所示。本节利用不受干扰的部分虹膜区进行特征提取与比对,特征提取区域的大小有一定限制,根据文献[66]中的实验结果,虹膜有效区域R_4的大小一般不小于归一化图像大小的1/6。经过大容量样本试验,这里固定区域大小选取40×200。

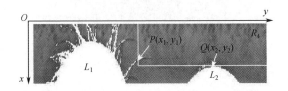

图5.10　虹膜有效区域R_4的划分

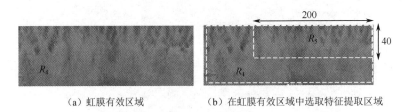

(a)虹膜有效区域　　　　(b)在虹膜有效区域中选取特征提取区域

图5.11　特征提取区域的划分

5.2.2　Haar小波分解

目前,常用的小波有Haar小波、Daubechies小波、Morlet小波、基于B样条的小波等。在小波家族中,Haar小波是最简单的正交小波,其定义如下:

$$\psi(t) = \begin{cases} 1, & 0 \leqslant t < \dfrac{1}{2} \\ -1, & \dfrac{1}{2} \leqslant t \leqslant 1 \\ 0, & 其他 \end{cases} \quad (5.17)$$

对于光滑函数,它们能产生最优的最小二乘逼近误差。与其他正交小波相比,具有较好的时—频局部特性和紧支性;同时,它还具有构造简单、对应的滤波器具有线性相位性、计算方便等优点;Haar 小波函数的正交集是一些幅值为+1 或-1 的方波,而且在一段区间有固定值,在其他区间为零。这使得 Haar 小波变换不需要乘法(只有加法、减法),比运用其他类型的小波进行变换速度更快,而且维度少,占用计算机内存资源少。基于 Haar 小波的以上优点,这里选择 Haar 小波为本节特征提取算法所用小波。

在提取特征前,先对归一化图像进行二维 Haar 小波 3 层分解,分解原理如图 5.12 所示,图中以 3 层分解为例。LL_i、HL_i、LH_i、HH_i 分别是图像分解后第 i 层的低频子图、水平高频子图、垂直高频子图和对角高频子图所对应的小波系数矩阵。

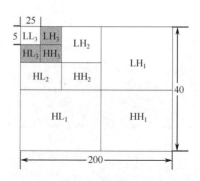

图 5.12 图像的 Haar 小波 3 层分解

对 5.13(a)所示特征提取区域 R_5 进行二维 Haar 小波 3 层分解,图 5.13(b)为分解结果。

(a)特征提取区域 R_5(40×200)

图 5.13 特征提取区域的 Haar 小波 3 层分解

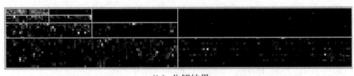

(b）分解结果

图 5.13　特征提取区域的 Haar 小波 3 层分解（续）

5.2.3　特征提取

虹膜纹理特征分量主要集中在第 3 层，同时，虹膜纹理信息是灰度存在变化的细节信息，主要集中在高频系数上，如果把第 1 层或第 2 层的高频系数作为特征，将导致特征空间过大，会影响编码效率，同时也影响匹配速度。

提取 5.13（b）中第 3 层的高频子图 LH_3、HL_3 和 HH_3 作为虹膜特征，如图 5.14 所示。每个高频子图大小为$(40\times 200)/(2^3\times 2^3)=125$，3 个方向的高频子图组成虹膜特征空间向量 $C=\{LH_3, HL_3, HH_3\}$，其空间大小为 $125\times 3=375$。

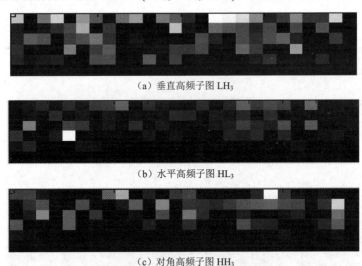

(a）垂直高频子图 LH_3

(b）水平高频子图 HL_3

(c）对角高频子图 HH_3

图 5.14　第 3 层高频子图

对特征提取区域进行二维小波分解，考虑二维虹膜图像纹理的内在相关性，所提取的虹膜特征空间向量 C 包含 375 个小波系数，大小比较合适，便于储存和编码。空间向量 C 结合了 3 个方向的高频系数，能够很好地表示虹膜纹理特征。

5.2.4 特征编码

对 Haar 小波分解所产生的全部小波系数和第 3 层高频小波系数（虹膜特征空间向量 C）进行统计分析，如图 5.15 所示。

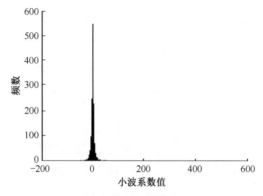

（a）全部小波系数的分布

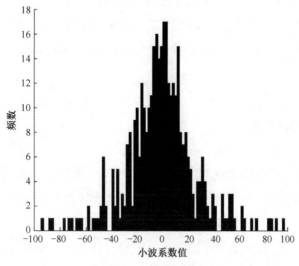

（b）第 3 层高频小波系数分布

图 5.15 小波系数的分布

从图 5.15 中可以发现，所得第 3 层高频小波系数的分布与正态分布相似，在系数大约为 0 时达到峰值。根据图 5.15（a）中的统计数据，小波系数为负值的概率为 0.480，为正值的概率为 0.520。根据图 5.15（b）中的统计数据，第 3 层小波系数为负值的概率为 0.553，为正值的概率为 0.447。小波系数取正值和取负值的概率基本达到 1∶1，为特征编码提供了良好的条件。

对获得的特征向量 C 进行二进制编码是非常重要的一步。实际中，布尔向量总是便于计算机比较和操作的。基于以上对小波系数分布的分析，同时，小波系数也表示了小波与信号的相似程度，小波系数正值与小波系数负值描述的相似程度相差较大，为了提高虹膜特征的编码效率和减少匹配时间，取 0 为阈值将特征向量 C 二值化为二进制编码。特征空间元素 $C(i)$ 的编码规则为

$$\begin{cases} C(i)=0, & C(i) \leqslant 0, \ 1 \leqslant i \leqslant 375 \\ C(i)=1, & C(i) > 0, \ 1 \leqslant i \leqslant 375 \end{cases} \quad (5.18)$$

通过以上编码方式，共形成 375 bit 虹膜特征编码，如图 5.16 所示。与 Daugman 的 2048 bit 虹膜特征编码相比，提高了编码效率，特征空间比较紧凑，节省了模板存储空间。与 Lim 的 87 bit 虹膜特征编码相比，更加充分地描述了纹理特征。

5.2.5 编码匹配

虹膜识别系统最终需要通过分类决策来实现身份的识别，虹膜识别问题是一个典型的模式匹配问题。理论上，任何分类器都可以用在这个方面。其原理是计算当前虹膜特征编码和模板库内虹膜编码的相似度，并由相似度的大小决定两个特征编码是否来自同一个虹膜，从而对虹膜图像进行分类。

第 5 章 虹膜特征提取与匹配

```
templet =
Columns 1 through 17
  1  1  0  0  1  1  0  1  0  0  1  0  1  0  0  1  0
Columns 18 through 34
  0  1  0  1  0  0  0  0  0  1  1  0  1  0  1  0  1
Columns 35 through 51
  0  1  1  1  0  1  1  1  0  1  0  0  0  1  0  1  1
Columns 52 through 68
  0  0  1  0  0  0  1  0  1  0  0  1  1  0  0  1  0
Columns 69 through 85
  1  0  1  0  0  1  0  1  1  0  1  0  1  0  0  1  0
Columns 86 through 102
  1  1  0  1  0  0  0  1  0  0  0  1  0  0  1  0  1
Columns 103 through 119
  0  1  0  0  1  1  0  1  0  0  0  1  0  0  1  1  0
Columns 120 through 136
  1  0  0  1  1  1  0  0  0  1  1  0  0  1  1  0  0
Columns 137 through 153
  0  1  1  1  0  0  1  1  0  1  0  0  1  1  0  0  1
Columns 154 through 170
  1  1  0  0  1  1  0  0  0  0  0  0  0  0  1  0  0
Columns 171 through 187
  0  0  1  1  1  0  0  1  0  1  0  0  1  1  1  1  0
Columns 188 through 204
  1  1  1  0  0  1  1  0  0  0  1  1  1  0  0  0  0
Columns 205 through 221
  1  0  0  0  1  1  0  0  0  0  1  0  1  1  0  1  1
Columns 222 through 238
  0  1  0  1  0  0  1  0  1  1  0  1  0  0  0  0  1
Columns 239 through 255
  0  1  1  0  1  0  1  0  0  0  1  1  1  0  0  1  0
Columns 256 through 272
  0  0  0  0  0  1  1  1  1  0  0  0  1  0  1  0  0
Columns 273 through 289
  1  1  1  0  1  1  1  0  1  1  1  1  1  1  1  0  0
Columns 290 through 306
  0  0  0  1  0  0  0  0  0  1  0  0  0  1  1  1  0
Columns 307 through 323
  1  1  1  1  0  1  1  0  0  1  1  1  1  0  0  0  1
Columns 324 through 340
  0  1  1  0  0  0  0  1  1  0  0  0  1  0  1  1  0
Columns 341 through 357
  0  1  0  0  1  0  1  0  1  0  1  1  0  0  0  1  1
Columns 358 through 374
  1  1  1  1  1  1  0  1  0  0  0  0  1  1  1  1  1
Column 375
  0
```

图 5.16 375 bit 虹膜特征编码

1. 匹配相似度

在虹膜识别中，最常用也是应用最广泛的分类器是海明距离（Hamming Distance）。统计决策理论中的海明距离是比较两个二值模板上的对应位是否一致，将不一致的位数占模板总位数的比例作为这两个模板之间的归一化距离，距离越小表明两个模板的匹配程度越高，定义如下：

$$\text{HD}(A,B) = \frac{1}{N}\sum_{j=1}^{N} A_j \oplus B_j \qquad (5.19)$$

本节用相似度描述虹膜特征编码的匹配程度，定义如式（5.20）所示。相似度实际上与海明距离是统一的，但是相似度越大，特征编码之间就越匹配，更符合人们的思维习惯。

$$\text{SIM}(A,B) = 1 - \text{HD}(A,B) \qquad (5.20)$$

海明距离分类方法计算消耗小，当图像库中的数据量很大时，效果较好；其缺点是受图像旋转的干扰影响较大。计算出相似度后，设定阈值 T，当 $\text{SIM}(A,B) \geqslant T$ 时，则认为是来自同一个虹膜的，否则不是。所以对分类阈值的选择也关系到虹膜识别的精度。下面针对以上问题分别进行研究。

5.2.6 实验结果与分析

实验采用 CASIA V1.0 虹膜数据库。在认证模式下，以每个类别虹膜图像的第 1 张虹膜图像为模板，与同类别的其他 6 张虹膜图像样本匹配，匹配次数为 108×6 次=648 次，得到 648 个类内特征匹配相似度数据；在识别模式下，随机选取 50 类虹膜图像的第 1 张虹膜图像为模板，与 107 种不同类中的第 1 张虹膜图像样本匹配，匹配次数为 50×107 次=5350 次，为弥补虹膜旋转的影响而进行的移位次数为 11 次，总计得到 5350 个类间特征匹配相似度数据。

5.2.7 总体分析

表 5.1 为不同方法在不同分类阈值下的性能。可以看出，在较宽的分类阈值选择范围内，方法的精度都能达到 98%以上。

图 5.17 为虹膜匹配相似度数据分布图。同类别类内和不同类别类间匹配相似度分布曲线间距较大，重叠部分较少，有较好的区分能力。类内相似度分布的均值 μ_{same}=0.780，标准差 σ_{same}=0.097。类间相似度分布的均值 μ_{diff}=0.580，标准差 σ_{diff}=0.039。类内相似度分布方差较大的原因主要是类内比对次数较少，下一步应在更大规模的图像库中测试识别算法的性能。

图 5.18 为 FAR 与 FRR 的变化曲线，其中 EER 是指 FAR 和 FRR 取值相等的点，EER 值越小，方法的性能也越高，本节提出的特征提取方法 EER=0.541%。利用本节所提的方法完成一次特征提取及编码的平均时间为 0.41s，而由于匹配采用的是异或运算，特别适合计算机操作，匹配时间的数量级达到 10^{-5}s，可以略去不计。

表 5.1 不同分类阈值下方法的性能

阈值	FAR/%	FRR/%	TER/%	TAR/%
0.615	1.247	0.000	1.247	98.752
0.620	0.567	0.370	0.937	99.036
0.625	**0.453**	**0.372**	**0.823**	**99.176**
0.630	0.452	1.111	1.564	98.435
0.635	0.226	1.677	1.903	98.096

5.2.8 方法性能对比

在认证模式下，用受试者操作特征曲线(ROC 曲线)和相等错误率(EER)来评价方法的性能。ROC 曲线是 FAR 和 FRR 所确定的点的轨迹，ROC 曲线整体越靠近左下角,方法的总体性能越好。图 5.19 为本节提出的特征提取方法与其他几种典型方法的 ROC 曲线比较。可以看出,方法优于 Lim、Boles 和 Wildes 的识别方法,且曲线较平稳,表明方法健壮性较好。

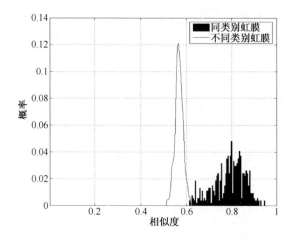

图 5.17　虹膜匹配相似度数据分布图

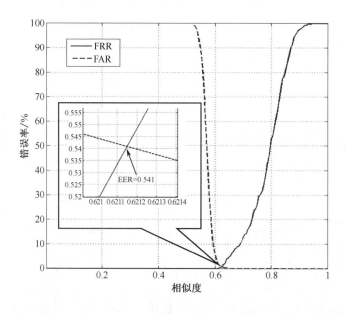

图 5.18　FAR 与 FRR 的变化曲线

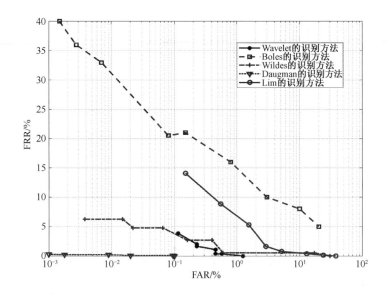

图 5.19 ROC 曲线比较

在识别模式下，用正确识别率（CRR）衡量算法性能，表 5.2 列出了本节提出的特征提取方法与经典识别方法的 CRR 与 EER，Wildes 方法只在认证模式下工作，所以并没有在识别模式下对其进行测试。Boles 利用一维小波对虹膜归一化图像按角度方向提取一维特征，割裂了二维虹膜纹理的内在相关性；Lim 虽然利用 Haar 小波提取了二维特征，但是只提取了第 4 层的对角高频系数及其他 3 层高频系数的均值作为特征，且生成的 87 bit 虹膜特征编码的特征空间较小，使得错误匹配的概率增加。

从图 5.19 和表 5.2 来看，Boles 和 Lim 的识别方法整体性能不够令人满意。本节提出的基于 Haar 小波的虹膜特征提取方法在二维空间利用 Haar 小波对虹膜图像进行分解，并对第 3 层的所有高频系数编码生成 375 bit 虹膜特征编码，既考虑了二维虹膜纹理的内在相关性，同时也增加了特征空间，减少了错误匹配率，方法在认证模式和识别模式下的性能均优于 Boles、Lim 和 Wildes 的识别方法，仅次于 Daugman 的识别方法。但本节提出的特征提取方法生成的特征编码长度为 375 bit，仅为 Daugman 的识别方法编码长度的 1/5，提高了虹膜特征的匹配速度，同时也节省了特征模板的储存空间。

表 5.2 不同方法 CRR 与 ERR 的比较

方法	CRR/%	EER /%
Daugman 的识别方法	100	0.081
Boles 的识别方法	92.641	8.131
Wildes 的识别方法	—	1.762
Lim 的识别方法	98.402	2.314
Proposed 的识别方法	**99.182**	**0.541**

5.3 基于小波包分析的虹膜特征提取方法

5.3.1 小波包分解

小波变换只对信号的低频部分做逐层分解，而对分解得到的高频部分不再继续分解，所以小波变换在表征含有大量细节信息（细小边缘或纹理）的信号上有所欠缺，而小波包变换可以对信号分解后的高频部分进行进一步分解，能对包含丰富纹理细节信息的虹膜图像进行更好的特征提取。

设 $f(t)$ 为待分解信号，p_j^{2i} 表示第 j 层上第 i 个小波包，称为小波包系数，G、H 为小波分解滤波器，H 与尺度函数有关，G 与小波函数有关。小波包变换定义为

$$\begin{cases} p_0^1(t) = f(t) \\ p_j^{2i-1} = \overset{\circ}{\underset{k}{\alpha}} H(k-2t) p_{j-1}^i(t) \\ p_j^{2i} = \overset{\circ}{\underset{k}{\alpha}} G(k-2t) p_{j-1}^i(t) \end{cases} \quad (5.21)$$

式中，$i=1, 2, \cdots, 2^j$，$j=1, 2, \cdots, J$，$J=\log_2 N$，N 为小波包分解层数。图 5.20 和图 5.21 分别是小波包分解结构和小波分解树结构，图 5.20 中每个子树的

左节点表示信号小波包分解后的低频信息，右节点代表分解后的高频信息。图 5.21 中节点(1, 0)、(2, 0)、(3, 0)为小波分解后的低频部分，(1, 1)、(2, 1)、(3, 1)为小波分解后的高频部分，与小波包分解相比，小波分解后的高频部分没有进一步分解。

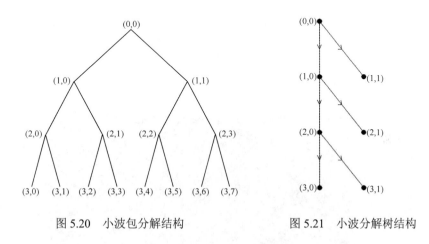

图 5.20　小波包分解结构　　　　图 5.21　小波分解树结构

5.3.2　基于 sym2 小波包分解的虹膜特征提取

采用小波包变换对选取的特征区域进行 2 层分解，小波包分解树结构如图 5.22 所示，小波包分解系数图像如图 5.23 所示。在第 1 层分解后，各节点子图都被进一步分解，以节点(1, 1)为例，被分解为子节点(2, 4)图像低频信息，(2, 5)水平高频信息，(2, 6)垂直高频信息，(2, 7)对角高频信息。小波包分解后，第 2 层每个子节点图像大小为 500。

由于虹膜纹理特征是灰度存在变化的细节信息，主要通过高频信息表现，为了更好地表征虹膜纹理信息，消除噪声影响，这里选取第 2 层对角高频信息的组合作为虹膜特征提取对象，共 4 个节点，分别为(2, 3)、(2, 7)、(2, 11)、(2, 15)，如图 5.24 所示。分析第 2 层对角高频信息的统计分布，如图 5.25 所示。

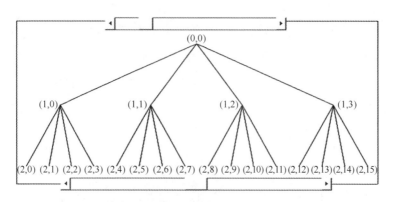

图 5.22 小波包分解树结构

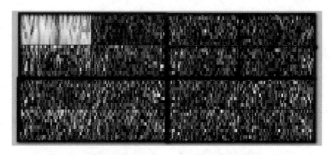

图 5.23 虹膜特征提取区域小波包分解系数图像

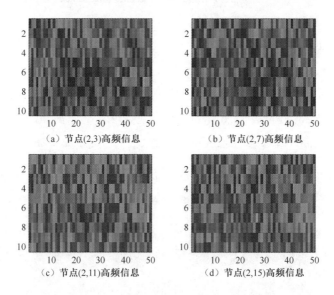

(a) 节点(2,3)高频信息　　(b) 节点(2,7)高频信息

(c) 节点(2,11)高频信息　　(d) 节点(2,15)高频信息

图 5.24 小波包分解第 2 层对角高频信息

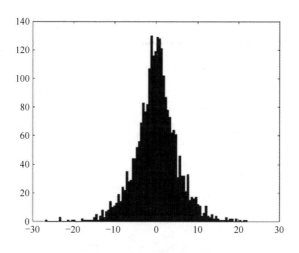

图 5.25　对角高频信息统计分布

提取的对角高频信息共有 2000 个高频系数值，其中有 991 个系数值为负数，1009 个系数值为正；分解后的对角高频信息有 1009 个系数值为正，分解后的对角高频系数正值和负值的比例约为 1∶1，此种信息分布为虹膜特征编码提供了良好基础。分解后产生的高频系数描述分解小波与被分解信号的相似性，设置阈值 0，对提取的高频系数进行二进制编码，特征空间元素 $C(i)$ 的编码规则如下：

$$\begin{cases} C(i)=0, & C(i)\leqslant 0 \\ C(i)=1, & C(i)>0 \end{cases} \quad (5.22)$$

通过以上编码方式，共形成 2000 bit 虹膜特征编码。

5.3.3　实验结果与分析

实验虹膜图像来自中国科学院自动化研究所的 CASIA V1.0 虹膜图像库，图像库包含 108 类人眼虹膜图像，每类包括 6 张人眼虹膜图像。分解小波基选择 sym2 小波，其尺度函数和小波函数如图 5.26 所示。

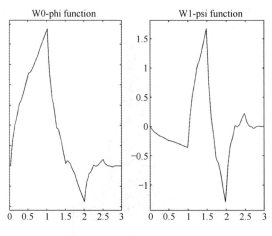

图 5.26　sym2 小波函数

在认证模式下，从每类虹膜图像中选取 1 张并提取特征作为模板，与同类别的其他虹膜特征进行比对，共产生 108×6 个=648 个同类别的海明距离。在识别模式下，从每类人眼虹膜图像中选取 1 张并提取特征作为模板，与其他 107 类不同类的虹膜特征进行比对，共产生 50×107 个=5350 个不同类别的海明距离。如图 5.27 所示，同类别的虹膜和不同类别的虹膜海明距离分布曲线间距较大，重叠部分很少，有较明显的区分模式。同类别海明距离分布的均值 μ_{same}=0.760，标准差 σ_{same}=0.087。不同类别海明距离分布的均值 μ_{diff}=0.560，标准差 σ_{diff}=0.032。同类别虹膜特征海明距离方差较大的原因主要是比对次数较少，下一步应采集更多同类虹膜图像进行实验。

在认证模式下，将提出的基于小波包分析的虹膜特征提取方法的识别性能用 ROC 曲线来评价，ROC 曲线与整体离原点越近，则虹膜识别方法的总体性能越高。图 5.28 显示了本节提出的方法与基于小波分析的虹膜特征提取方法及经典虹膜识别方法 ROC 曲线的比较。图 5.28 中，FAR（False Accept Rate）为错误接受率，定义为系统将不属于同类的虹膜模式误匹配为同一类的比例；FRR（False Reject Rate）为错误拒绝率，定义为系统将属同类的虹膜模式误匹配为不同类的比例。可以看出，本节提出的方法在整体性能上优于 Lim 和 Boles 的方法，以及小波分析方法，仅次于 Daugman 的方法。

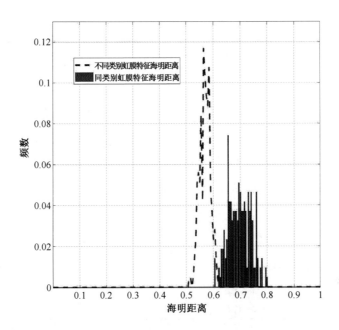

图 5.27 虹膜特征海明距离分布

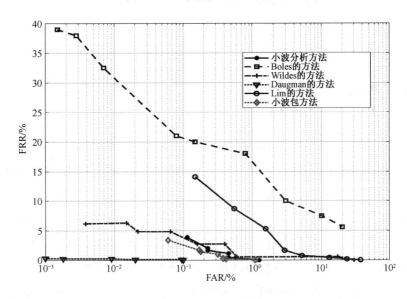

图 5.28 ROC 曲线比较

在识别模式下,用正确识别率(CRR)衡量方法性能,表 5.3 为基于小波包的虹膜特征提取方法、基于小波的虹膜特征提取方法及经典虹膜识别方法的 CRR 和 EER，Wildes 的方法只在认证模式下工作，所以并没有在识别模式下对其进行测试。

从图 5.28 和表 5.3 来看，提出的基于 sym2 小波包分解的虹膜特征提取方法能够提取更丰富的虹膜纹理高频细节系数，生成更具区分度的虹膜特征编码。该方法在认证模式和识别模式下的性能均优于小波分析方法，以及 Boles、Lim 和 Wildes 的方法，仅次于 Daugman 的方法。

表 5.3 CRR 与 ERR 的比较

方法	CRR/%	EER/%
Daugman 的方法	100	0.081
Boles 的方法	92.641	8.131
Wildes 的方法	—	1.762
Lim 的方法	98.402	2.314
小波分析方法	**99.182**	**0.541**
小波包方法	**99.897**	**0.325**

5.4 本章小结

本章提出了一种利用 Haar 小波对虹膜归一化图像进行 3 层二维小波分解，并提取第 3 层的高频小波系数作为虹膜特征的方法，对虹膜特征编码形成 375 bit 特征编码。虹膜纹理特征较多地蕴含在高频空间中，因此提取的虹膜特征在表示特征能力上存在不足，针对此类问题本章提出了一种基于小波包多尺度分解的虹膜识别方法，利用阈值将小波包分解后的第 2 层对角高频子带图调制为虹膜特征编码，利用海明距离对特征进行识别。实验结果表明，基于小波分析的虹膜特征提取方法在虹膜识别性能上优于经典虹膜特征提取方法，而基于小波包的虹膜特征提取方法进一步提高了虹膜识别性能，优于基于小波分析的虹膜特征提取方法及经典虹膜特征提取方法。

第 6 章

基于虹膜特征密钥的图像加密

本章提出了从虹膜特征提取密钥的方法，利用随机映射函数，从基于小波分析生成的 375 bit 虹膜特征编码中随机提取 128 bit 二值序列充当密钥，结合所提取的密钥与高级加密标准（Advanced Encryption Standard，AES）对后勤装备图像和后勤文书进行加解密。实验结果表明，本章提取的密钥是随机序列，且利用所提取的密钥对后勤装备图像和后勤文书进行加密后，能达到对后勤信息保密的目的。

6.1 相关工作及分析

6.1.1 密钥生成的方法

加密算法是公开的，所以加密信息的安全性取决于密钥。一个安全的密钥应该是随机产生的二值比特流。密钥的随机性直观上就是(0, 1)分布的随机性，密钥序列中的每位之间是相互独立的，且每位等概率取值 0 和 1。这种随机性只有理论意义，不可能产生真正的随机序列，现在一般按照一定规则产生与真随机数很像的数，称为伪随机数序列。1955 年，Golomb 提出了伪随机性应满足的 3 个条件。

（1）若序列长度为偶数，则 0 和 1 的个数相等；若序列长度为奇数，则 0 和 1 的个数相差 1。

（2）r-游程占总游程数的 $\dfrac{1}{2^r}$，$r=1,2,\cdots$；1 的 r-游程数与 0 的 r-游程数至多相差 1。

（3）异相自相关函数 $R(\tau)$ 为常数。

伪随机序列一般通过以下几种方式产生：

（1）利用一些硬件手段和物理现象来产生伪随机数，如热噪声、击键、鼠标命令等。这类噪声的统计特性带有一定偏向性，随机性较差。

（2）利用安全的密码算法或标准来生成伪随机数，包括 RC5、SHA-1 等密码算法和 ANSI 的 X9.17 密钥产生标准。

（3）伪随机数产生方法。该类方法产生随机数的速度较快，包括线性同余法和平方取中法。

式（6.1）给出了线性同余法迭代函数的一般形式，即

$$X_{n+1}=(A\times X_n+B)\bmod M \tag{6.1}$$

式中　X_0——初始种子，$M>0$，$0<A,B<M$，M 的选择应尽可能大，以使随机序列周期足够长。

该方法是计算机产生随机数的常用方法。

平方取中法按以下步骤生成伪随机序列。

（1）选择一个 m 位数 N_i 种子。

（2）计算 N_i^2。

（3）若 N_i^2 不足 $2m$ 位，则在 N_i^2 前端补零。选取中间 m 位数为 N_{i+1}。

如此循环便得到一个伪随机数序列。该方法产生的随机数列周期性较短，有些数值（如零值）甚至会重复出现，不能满足均匀分布的要求，仅能满足一般需求。

6.1.2 密钥随机性测试标准

密钥生成方法的性能实际上取决于所生成密钥的好坏，合格的密钥最关键的特征就是随机性（或称不可预测性）。现有随机序列的测试方法较多，这些测试方法为测试序列的不同特性而设计，而美国国家标准与技术研究院（NIST）提出的《随机性测试标准》则是专门针对密钥的随机性而制定的，该标准针对用于密码学目的随机数产生器，对随机性的要求很高，包括16种测试手段。这些测试手段可测试由用于保密随机或者伪随机数发生器的硬件和软件产生的任意长度二进制序列的随机性。这些测试方法主要致力于判定可能存在于序列中的多种多样的非随机性，其中一些测试又可以分解成多种子测验。本章采用 NIST 的《随机性测试标准》对所提取的密钥进行随机性测试，在16种测试方法中，9种测试方法要求随机序列的长度大于 128 bit，所以在这里不做讨论。

1. 随机性测试中用到的概念和函数

设 $\varepsilon = \{X_1, X_2, \cdots, X_i, \cdots, X_n\}$，$X_i = 0,1$ 为伪随机序列，n 为序列长度，M 为序列分块的长度。

取整函数，即

$$[x] = x - g, x \in R^+, 0 \leqslant g \leqslant 1 \qquad (6.2)$$

余误差函数为

$$\mathrm{erfc}(z) = \frac{2}{\sqrt{\pi}} \int_z^\infty \mathrm{e}^{-u^2} \mathrm{d}u \qquad (6.3)$$

不完备伽马函数为

$$igamc = \begin{cases} Q(a,x) = \dfrac{1}{\Gamma(a)} \int_x^\infty e^{-t} t^{a-1} dt \\ \Gamma(a) = \int_0^\infty t^{a-1} e^{-t} dt \end{cases} \tag{6.4}$$

标准正态累计概率分布函数为

$$\Phi(z) = \dfrac{1}{\sqrt{2\pi}} \int_{-\infty}^z e^{-\frac{u^2}{2}} du \tag{6.5}$$

测试序列的随机性,一般是为了检验其与随机序列的差距,假设检验是随机性测试的基本理论。衡量随机性测试的方法主要有门限值法和 P-value 值法。NIST 的随机性测试中所用的是 P-value 值法,设统计量 X 服从 χ^2 分布的概率密度曲线,如图 6.1 所示,计算从 X 到无穷的积分,将积分结果(即 P-value 值,图中阴影部分的面积)与显著性水平 α 进行比较。如果 P-value$\geqslant\alpha$,那么原假设被接受,则序列是随机的;反之则被拒绝,序列是非随机的。一般地,α 的取值区间为[0.001, 0.01]。

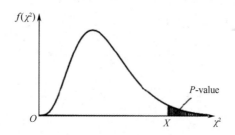

图 6.1 服从 χ^2 分布的概率密度曲线及 P-value 值

2. 随机性测试用到的检验方法

1)频数检验(FT)

检验的目的是确定序列中 1 和 0 的数量是否与真正随机序列中 1 和 0 的数量近似相同,检验评估 1 码所占比例与 1/2 的接近程度。其他测试手段都是在该测试成立的基础上进行的。

测试过程:

(1) 对序列 ε 中的元素做变换 $X_i = 2X_i - 1$,然后求和,即

$$S_n = \sum_{i=1}^{n} X_i \tag{6.6}$$

(2) 计算统计量 s_{obs},即

$$s_{\text{obs}} = \frac{|S_n|}{\sqrt{n}} \tag{6.7}$$

③ 计算 P-value 值,即

$$P\text{-value} = \text{erfc}\left(\frac{s_{\text{obc}}}{\sqrt{2}}\right) \tag{6.8}$$

2) 块内频数检验 (FBT)

此检验主要是看 M bit 子块中 1 码的比例。该检验的目的是判定 M bit 子块内 1 码的频率是否像随机假设下所预期的那样,近似于 $M/2$。当 $M=1$ 时,该检测相当于频数检验。分块大小 $M>20$。

测试过程:

(1) 将序列 ε 划分成 $N = \left[\dfrac{n}{M}\right]$ 个非重叠子块。

(2) 利用式 (6.9) 确定每个 M bit 子块中 1 码的比例 f_i,即

$$f_i = \frac{\sum_{j=1}^{m} \varepsilon_{(i-1)M+j}}{M}, \ 1 \leqslant i \leqslant N \tag{6.9}$$

(3) 计算 χ^2 统计量,即

$$\chi^2(\text{obs}) = 4M \sum_{i=1}^{N} \left(f_i - \frac{1}{2}\right)^2 \tag{6.10}$$

(4）计算 P-value 值，即

$$P\text{-value} = \text{igamc}\left(\frac{N}{2}, \frac{\chi^2(\text{obs})}{2}\right) \quad (6.11)$$

3）游程测试（RT）

此检验主要测试游程的数量，随机序列中的游程是指一个没有间断的相同数序列。一个长度为 k 的游程包含 k 个相同的位。游程测试的目的是判定不同长度的 1 码游程的数量及 0 码游程的数量是否与理想随机序列的期望值一致。该测试手段的目的是判定游程这样的 0、1 子块之间的振荡是否太快或太慢。

测试过程：

（1）计算输入序列中 1 的数量，即

$$f = \frac{\sum_j X_j}{n}, X_j = 1 \quad (6.12)$$

（2）判定游程检验的前提条件是否成立，如果该条件不成立，则游程测试无须进行。

$$\begin{cases} \left| f - \dfrac{1}{2} \right| < \tau \\ \tau = \dfrac{2}{\sqrt{n}} \end{cases} \quad (6.13)$$

（3）当前提条件成立后，计算测试统计量 $V_n(\text{obs})$，即

$$\begin{cases} V_n(\text{obs}) = \sum_{k=1}^{n-1} r(k) + 1 \\ r(k) = 1, \varepsilon_k \neq \varepsilon_{k+1} \\ r(k) = 0, \varepsilon_k = \varepsilon_{k+1} \end{cases} \quad (6.14)$$

(4)计算 P-value 值,即

$$P\text{-value} = \text{erfc}\left(\frac{|V_n(\text{obs}) - 2nf(1-f)|}{2\sqrt{2n}f(1-f)}\right) \quad (6.15)$$

4)块内最长游程测试(LROBT)

该检验主要测试长度为 M 的子块中的最长 1 码游程。这项测试的目的是判定待检验序列最长 1 码游程的长度是否与随机序列的相同。因为最长 1 码游程长度上的一个不规则变化意味着相应的 0 码游程长度上也有一个不规则变化,因此,仅对 1 码游程进行检验就足够了。分块大小 M 和序列长度 n 之间的关系如表 6.1 所示。

表 6.1 分块大小和序列长度之间的关系

n/bit	M/bit
128	8
6272	8
750000	10^4

测试过程:

(1)将序列分为长度为 m 的子块。

(2)计算每个块中最长 1 码游程出现的频率,按照表 6.2 的范围统计相同长度 1 码游程出现的频率。

表 6.2 v_i 包括的游程长度范围

v_i/bit	M=8 bit	M=128 bit	M=10^4 bit
v_0/bit	≤1	≤4	≤10
v_1/bit	2	5	11
v_2/bit	3	6	12
v_3/bit	≥4	7	13
v_4/bit		8	14
v_5/bit		≥9	15
v_6/bit			≥16

(3) 计算 χ^2 统计量为

$$\chi^2(\text{obs}) = \sum_{i=0}^{K} \frac{v_i - Nf_i}{Nf_i} \qquad (6.16)$$

K 和 N 的取值由分块长度 M 决定，如表 6.3 所示。

表 6.3　K 和 N 的取值与 M 之间的关系

M/bit	K	N
8	3	16
128	5	49
10^4	6	75

本章所用的密钥长度为 128 bit，f_i 的取值如表 6.4 所示。

表 6.4　M=8 bit，K=3 时 f_i 的取值

分类	概率
{$v≤1$}	f_0=0.2148
{v=2}	f_1=0.3672
{v=3}	f_2=0.2305
{$v≥4$}	f_3=0.1875

(4) 计算 P-value 值，即

$$P\text{-value} = \text{igamc}\left(\frac{K}{2}, \frac{\chi^2(\text{obs})}{2}\right) \qquad (6.17)$$

5）序列测试（ST）

本测试的目的是测试序列中所有可能的重叠 m-bit 模式出现的频率，判断 2^m 个 m-bit 重叠模式的数量是否与随机序列期望值接近。随机序列具有均匀性，每个 m-bit 模式在序列中出现的概率应该是一样的。我们选择的 m、n 应满足 $m<[\log_2^n]-2$。

测试过程：

（1）构建扩张序列 ε'。将 ε 初始的 $m-1$ bit 添加到 ε 的尾端形成 ε'。

（2）计算所有可能的重叠 m-bit、$(m-1)$-bit、$(m-2)$-bit 模式的频数，分别用 $v_{i_1\cdots i_m}$、$v_{i_1\cdots i_{m-1}}$、$v_{i_1\cdots i_{m-2}}$ 表示。

（3）计算函数，即

$$\psi_m^2 = \frac{2^m}{n}\sum_{i_1\cdots i_m}v_{i_1\cdots i_m}^2 - n \tag{6.18}$$

$$\psi_{m-1}^2 = \frac{2^{m-1}}{n}\sum_{i_1\cdots i_{m-1}}v_{i_1\cdots i_{m-1}}^2 - n \tag{6.19}$$

$$\psi_{m-2}^2 = \frac{2^{m-2}}{n}\sum_{i_1\cdots i_{m-2}}v_{i_1\cdots i_{m-2}}^2 - n \tag{6.20}$$

（4）计算统计量，即

$$\nabla\psi_m^2 = \psi_m^2 - \psi_{m-1}^2 \tag{6.21}$$

$$\nabla^2\psi_m^2 = \psi_m^2 - 2\psi_{m-1}^2 + \psi_{m-2}^2 \tag{6.22}$$

（5）计算 P-value 值，即

$$P\text{-value}_1 = \text{igamc}(2^{m-2}, \nabla\psi_m^2) \tag{6.23}$$

$$P\text{-value}_2 = \text{igamc}(2^{m-3}, \nabla^2\psi_m^2) \tag{6.24}$$

6）近似熵测试（AET）

与序列测试一样，近似熵检验主要看的也是整个序列中所有可能重叠的 m-bit 模式的频率，目的是将两相邻长度（m 和 $m+1$）的重叠子块的频数与随机状态下预期的期望值进行比较。我们选择的 m、n 应满足 $m<[\log_2^n]-5$。

测试过程:

(1) 将 n-bit 的序列分解成 n 个重叠的 m-bit 序列,方法是将序列起始端的 m-1bit 添加到序列的尾部。

(2) 分别计算 2^m 个 m-bit 子块在序列中出现的频数 $\#i$,i 代表 m-bit 的值。

(3) 计算每个子块出现频数占序列长度的比例,即

$$C_i^m = \frac{\#i}{n} \tag{6.25}$$

(4) 计算函数,即

$$\varphi^{(m)} = \sum_{i=0}^{2^m-1} f_i \log f_i, f_i = C_i^m \tag{6.26}$$

(5) 令 $m=m+1$,重复 (1) ~ (4),得到 $\varphi^{(m+1)}$。

(6) 计算测试统计量 χ^2,即

$$\begin{cases} \chi^2 = 2n[\log 2 - \text{ApEn}(m)] \\ \text{ApEn}(m) = \varphi^{(m)} - \varphi^{(m+1)} \end{cases} \tag{6.27}$$

(7) 计算 P-value 值,即

$$P\text{-value} = \text{igamc}\left(2^{m-1}, \frac{\chi^2}{2}\right) \tag{6.28}$$

7) 累加和测试(CST)

该测试检验随机游动的最大偏移,随机游动被定义为序列调整后-1 与+1 的累加和。检验的目的是判定序列的累加和相对随机序列预期的累加和过大还是过小,这个累加和被看作随机游动。对于随机序列,随机游动偏离会在 0 附近;而对于某些非随机序列,随机游动偏离会比 0 大很多。序列长度 $n \geq 100$。

测试过程：

（1）对序列 ε 中的元素 ε_i 做变换 $\varepsilon = 2\varepsilon_i - 1$。

（2）如表 6.5 所示，在不同模式下计算累加和 S_k。

表 6.5　不同模式累加和 S_k 的计算

Mode=0(forward)	Mode=1(backward)
$S_1 = X_1$	$S_1 = X_n$
$S_1 = X_1 + X_2$	$S_1 = X_n + X_{n-1}$
$S_1 = X_1 + X_2 + X_3$	$S_1 = X_n + X_{n-1} + X_{n-2}$
.	.
.	.
$S_k = X_1 + X_2 + X_3 + \cdots + X_k$	$S_k = X_n + X_{n-1} + X_{n-2} + \cdots + X_{n-k+1}$
.	.
.	.
$S_n = X_1 + X_2 + X_3 + \cdots + X_k + \cdots + X_n$	$S_n = X_n + X_{n-1} + X_{n-2} + \cdots + X_{k-1} + \cdots + X_1$

（3）计算在不同模式下（Mode=1，Mode=0）检验统计量累加和的最大值为

$$z_0 = \max_{1 \leqslant k \leqslant n} |S_k|, \quad z_1 = \max_{1 \leqslant k \leqslant n} |S_k| \tag{6.29}$$

（4）计算不同模式下的 P-value 值，即

$$P\text{-value} = 1 - \sum_{k=\left(-\frac{n}{z}+1\right)/4}^{\left(\frac{n}{z}-1\right)/4} \left[\Phi\left(\frac{(4k+1)z}{\sqrt{n}}\right) - \Phi\left(\frac{(4k-1)z}{\sqrt{n}}\right) \right] + \sum_{k=\left(-\frac{n}{z}-3\right)/4}^{\left(\frac{n}{z}-1\right)/4} \left[\Phi\left(\frac{(4k+3)z}{\sqrt{n}}\right) - \Phi\left(\frac{(4k+1)z}{\sqrt{n}}\right) \right] \tag{6.30}$$

在实际测试中，利用密钥生成算法生成一定数量的密钥样本序列进行测试，一般样本数量不小于 55，根据密钥样本序列通过测试的比例是否大于阈

值和 P-value 值集合是否接近均匀分布来确定生成密钥的随机性。

6.1.3 AES 加密算法及其安全性

随着密码分析技术的发展和计算机运算性能的提高，美国国家标准与技术研究院（NIST）于 1977 年颁布的 64bit 密钥的数据加密标准 DES（Data Encryption Standard）变得不安全了。于是 1997 年 NIST 发起征集新的高级加密标准 AES（Advanced Encryption Standard）的活动，从众多方法中选用了 Joan Daemen 和 Vincent Rijment 提交的 Rijndael 方法作为 AES，由于其唯一性，AES 成了 Rijndael 的代名词。AES 方法具有较强的灵活性，其加密的明文块大小可变（128 bit、192 bit 或 256 bit），密钥长度可变（128 bit、192 bit 或 256 bit），而且迭代次数和明文块大小与密钥长度有关，比 DES 的安全性更高且软硬件实现更快。AES 具有很强的抗破解能力，还没有密码分析攻击法能破解 AES，它于 2001 年成为 NIST 颁布的高级加密标准。

AES 方法是一种明文分组长度和密钥长度均可变的分组加密方法，同时也是对称加密方法，其加密和解密使用的密钥相同。其分组长度和密钥长度都分别可为 128 bit、192 bit 或 256 bit。加密轮数与密钥长度和分组长度的关系如表 6.6 所示。

表 6.6 加密轮数与密钥长度和分组长度的关系

方法	密钥长度/bit	分组长度/bit	加密轮数/轮
AES-128	128	128	10
AES-192	192	128	12
AES-256	256	128	14

AES 加解密流程如图 6.2 所示，每轮变换包括替换、行移动、列混合和密钥加操作，解密流程由相应的逆操作组成。下面以分块长度和密钥长度都为 128 bit 为例，分别对这些操作进行说明。

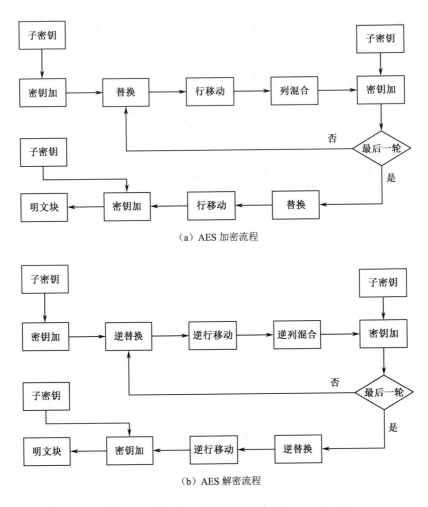

(a) AES 加密流程

(b) AES 解密流程

图 6.2　AES 加解密流程

AES 首先将明文按字节分成列组，将字节按数组列的顺序依次装入，如图 6.3 所示。128 bit 的明文组成 4×4 的矩阵，用相同的方法将 128 bit 密钥装入 4×4 的矩阵。

1. 替换

替换使用的是 S 盒变换。如图 6.4 所示，字节代替变换是非线性的，它独立地在每个状态字节上进行运算。S 盒是一个 16×16 的矩阵，列的每个元素作为输入用来指定 S 盒的地址；前 4 位来指定 S 盒的 x 坐标，后 4 位来指定 S 盒的 y 坐标。由 x 和 y 所确定的 S 盒元素取代明文矩阵中相应位置的元素。

$s_{0,0}$	$s_{0,1}$	$s_{0,2}$	$s_{0,3}$
$s_{1,0}$	$s_{1,1}$	$s_{1,2}$	$s_{1,3}$
$s_{2,0}$	$s_{2,1}$	$s_{2,2}$	$s_{2,3}$
$s_{3,0}$	$s_{3,1}$	$s_{3,2}$	$s_{3,3}$

图 6.3　AES 的分组

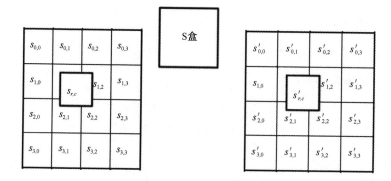

图 6.4　AES 的替换操作

逆替换可通过查找逆 S 盒进行逆操作。

2. 行移动

行移位作用于 S 盒的输出，对每行进行循环左移，即矩阵的第 n 行循环左移 n 位，如图 6.5 所示。通过行移动操作，使得矩阵列完全进行重排，在移动后的每列中，都包含未移动前每列的一个元素。

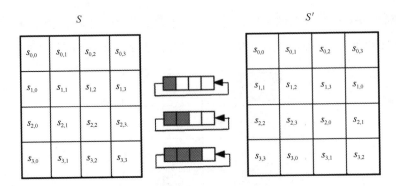

图 6.5　AES 的行移动操作

逆行移动则是按以上方法将矩阵的行分别循环右移相应的字节。

3. 列混合

列混合是通过矩阵相乘来实现的。经行移动的矩阵与固定的矩阵（以 16 进制形式表示）如下：

$$\begin{bmatrix} s'_{0,c} \\ s'_{1,c} \\ s'_{2,c} \\ s'_{3,c} \end{bmatrix} = \begin{bmatrix} 02 & 03 & 01 & 01 \\ 01 & 02 & 03 & 01 \\ 01 & 01 & 02 & 03 \\ 03 & 01 & 01 & 02 \end{bmatrix} \begin{bmatrix} s_{0,c} \\ s_{1,c} \\ s_{2,c} \\ s_{3,c} \end{bmatrix} \quad （6.31）$$

列混合作用于每列，如图 6.6 所示。行移动和列混合操作使明文经过几轮迭代后已经高度打乱了，同时还应保证输出与输入之间的关联更少。

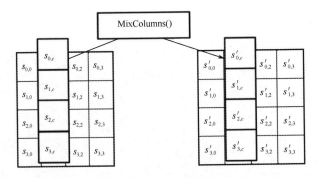

图 6.6　AES 的列混合操作

逆列混合也经过上述替换、行移动、列混合操作，只是逆变换在列混合中的固定矩阵采用如下变换矩阵，即

$$\begin{bmatrix} 0e & 0b & 0d & 09 \\ 09 & 0e & 0b & 0d \\ 0d & 09 & 0e & 0b \\ 0b & 0d & 09 & 0e \end{bmatrix} \qquad (6.32)$$

4. 密钥加

密钥加是将以上结果与每轮的子密钥（子密钥是从初始密钥派生而来的）进行异或逻辑运算。如图 6.7 所示，每轮密钥字数为 N_b，round 为轮数。

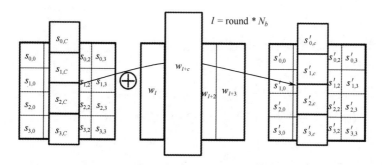

图 6.7　AES 的密钥加操作

以上介绍了 AES 的加解密基本操作，下面介绍 AES 的轮密钥是如何产生的。初始密钥字数为 N_b，经过密钥扩展共形成 $N_b(N_r+1)$ 个密钥字。以 128bit 块大小为例，N_b=4，N_r=10，初始密钥列为 $W(0)$、$W(1)$、$W(2)$、$W(3)$。新的密钥列以递归方式产生，即

$$W(i) = \begin{cases} W(i-4) \oplus S(R(W(i-1))) \oplus r(i), & i\text{为4的倍数} \\ W(i-4) \oplus W(i-1), & i\text{不为4的倍数} \\ r(i) = ((02)^{i-1}, 00, 00, 00), & i\text{为4的倍数} \end{cases} \qquad (6.33)$$

式中　S——AES 中的替换操作；

R——将 $W(i\text{-}1)$ 代表的字左循环移动 1 字节,如输入字为 (a, b, c, d),则输出字为 (b, c, d, a);

$r(i)$——轮常数,由 4 字节组成(以 16 进制表示)。

AES 可以抗强力攻击,以及差分和线性密码分析法的攻击。但是,已有一些其他差分和线性密码分析法的变体方法,可以成功破解轮数少的 AES。关系密码攻击可以破解 9 个加密循环,56 bit 密钥的 AES。另外,选择性明文攻击可以破解 8 个加密循环、192 bit 或 256 bit 密钥的 AES,或 7 个加密循环、128 bit 密钥的 AES。但是所有攻击方法对于全部 10 轮 128 bit 密钥的 AES-128 都失败了。

6.1.4 图像的 Arnold 置乱加密

图像置乱技术作为一种有效的信息隐藏预处理方法和图像加密手段,近年来,一直是研究的热点。它使置乱后的图像看起来不可辨认,从而达到保护信息的目的。已有的置乱方法主要有矩阵变换、Arnold 变换、Hilbert 曲线、仿射变换、基于混沌序列的置乱方法和骑士巡游变换等。其中,以 Arnold 变换为代表的基于矩阵置乱变换的图像置乱方法应用较为广泛也最具代表性。

Arnold 变换是遍历理论研究中提出的一种变换,是一种传统的混沌系统。根据所选择的相位空间可分为二维、三维甚至多维的 Arnold 变换,本节中的 Arnold 变换是针对图像的二维 Arnold 变换。对于一张 $N \times N$ 的数字图像方阵,Arnold 变换图像置乱定义为

$$\begin{bmatrix} x' \\ y' \end{bmatrix} = \begin{bmatrix} 1 & 1 \\ 1 & 2 \end{bmatrix} \begin{bmatrix} x \\ y \end{bmatrix} \quad (6.34)$$

式中 (x, y)——原图像某一像素点的坐标,$x, y \in (0,1,2,\cdots,N-1)$;

(x', y')——置乱后的像素点。

mod 为模运算。数字图像可以看作一个二维矩阵，经过 Arnold 变换后，图像的像素位置会重新排列，这样图像会显得杂乱无章，从而实现对图像的加密。当变换经过一定的迭代次数 T 后，将重新获得原始的数字图像，T 称为迭代周期。

相应地，一种置乱方法是否适合用于数字图像置乱处理，主要取决于其置乱程度。但是对置乱程度进行评价的方法并不统一，主要包括基于置乱前后像素值变化的方法和基于置乱前后像素位置变化的方法。基于置乱前后像素值变化的方法包括：利用置乱前后图像局部区域的方差之比来衡量置乱程度；利用图像各灰度分量在置乱后图像各区域内的分布情况来衡量置乱程度，分布越均匀置乱程度越好。基于置乱前后像素位置变化的方法包括：利用置乱前后像素的距离来定义图像的置乱程度，像素位置移动得越远置乱程度越大。置乱后的图像相对原始图像越乱，表明该方法越有效。乱是视觉效果，带有一定主观性，不同观察者的评价结果可能不同。乱与整齐是相对而言的，一张较乱的图像应满足像素点的灰度值和周围像素点灰度值的方差较大，而整齐的图像则正好相反；同时，置乱效果与像素点的位置没有关系，位置不同但灰度值相同的两个像素点在观察者的眼中是没有区别的。可见，图像置乱程度应是一个只与图像灰度值有关，而与像素点的位置没有关系的量值。基于以上分析本节采用如下图像置乱程度的定义。

对于图像 $I(i,j)$，$i=0,1,\cdots,M-1$，$j=0,1,\cdots,N-1$，我们将其分割成 L 个互不重叠的子图像，即 $I_{\text{loc}}^n(i,j)$，$n=1,\cdots,L$，$i=0,1,\cdots,k-1$，$j=0,1,\cdots,k-1$，则第 n 块子图像的灰度均值定义为

$$E_{\text{loc}}^n = \frac{1}{k \times k} \sum_{i=0}^{k-1} \sum_{j=0}^{k-1} I_{\text{loc}}^n(i,j) \tag{6.35}$$

第 n 块子图像的灰度方差定义为

$$\sigma_{\text{loc}}^2 = \frac{1}{k \times k} \sum_{i=0}^{k-1} \sum_{j=0}^{k-1} \left[I_{\text{loc}}^n(i,j) - E_{\text{loc}} \right]^2 \tag{6.36}$$

σ_{loc}^2 描述了子图像块灰度变化的程度，其值越大，说明各点的灰度值与周围像素点的灰度值差别越大，图像变化越剧烈，图像在主观感觉上就越乱。图像 $I(i,j)$ 的方差定义为

$$\sigma^2 = \frac{1}{L}\sum_{n=1}^{L}\sigma_{\text{loc}}^2 \tag{6.37}$$

设原图像的灰度方差为 σ_{org}^2，置乱后图像的灰度方差为 σ_{new}^2，图像置乱程度 μ 定义为

$$\mu = \frac{\sigma_{\text{new}}^2}{\sigma_{\text{org}}^2} \tag{6.38}$$

μ 越大置乱后的图像相对原始图像就越乱，置乱效果就越好，图像加密的安全性也越高。

6.2 基于虹膜特征的密钥提取

6.2.1 密钥提取方法

采用 AES 方法对后勤信息进行加密，密钥来自虹膜特征编码。设虹膜特征编码为序列 $K=\{k_1,\cdots,k_i,\cdots,k_m\}$，AES 密钥通过随机函数从集合 K 中选取。设从虹膜特征编码中提取的二进制序列为 $P_1=\{p_1,\cdots,p_j,\cdots,p_n\}$。这里采用映射函数 $f: P_1 \to K$ 进行一对一的位映射，有多种实现映射的方式，最简单的方法是循环按照密钥 P 自然排列的顺序逐一映射，即 $p_1=k_1,\cdots$；$p_i=k_i,\cdots$；$p_n=k_n$。在选择了 k_n 后，下一轮选择再从 k_{n+1} 开始。为了提高加密的安全性，增加破译难度，可以将密钥序列 P_1 按一定的随机函数 f 映射到 K。

设 $p_j=k_i$，实际上函数 f 作用于密钥序列的下标索引，即 $i=f(j)$。这里定义 $f(j)$ 为

$$f(j) = [(m - j + z_r) \bmod m] + 1, \ z_r \in \mathbf{Z} \tag{6.39}$$

式中 z_r——伪随机整数,这里采用线性同余法产生伪随机整数,种子选取较大的整数,且 $0<z_r<10^7$。

本节提取的虹膜特征编码长度为 375 bit,即 $m=375$;选取 AES 密钥长度为 128 bit,即 $n=128$。通过式(6.39)映射得到 128 bit 密钥 P_1,如图 6.8 所示。共进行 10^5 次密钥提取实验,平均提取一次密钥耗时为 0.11s。

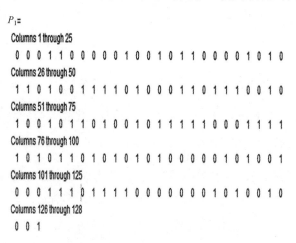

图 6.8 从虹膜特征编码中提取的密钥 P_1

6.2.2 密钥提取的随机性分析

随机选取密钥 P_1 下标索引 j,如 $j=10$,按式(6.39)进行 10^7 次映射,考察 p_j 在 K 中的映射 k_i,即 j 在 i 中的映射分布。图 6.9 显示了映射分布情况,从图中可以看出 j 在 i 中的取值基本呈等概率分布,从定性的角度说明了 $P_1 \rightarrow K$ 位映射的随机性。

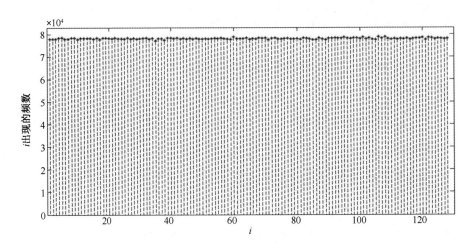

图 6.9 j 在 i 中的映射分布（10^7 次映射）

下面从统计学的角度利用卡方（χ^2）检验测试密钥从虹膜特征编码中选取的随机性，即 j 在 i 中的映射成均匀分布。

χ^2 检验就是统计样本的实际观测值与理论推断值之间的偏离程度，实际观测值与理论推断值之间的偏离程度决定 χ^2 的大小，偏差越大，χ^2 越大，越不符合；偏差越小，χ^2 越小，越趋于符合。在检验时，需提出一个待检验的假设，称为原假设或零假设，记作 H_0；与原假设相反的假设称备择假设，记作 H_1。主要步骤如下：

（1）确定基本假设。

原假设 H_0：从虹膜特征编码中选取密钥是随机的，即下标索引 j 在 i 的映射成均匀分布。

备择假设 H_1：从虹膜特征编码中选取密钥是非随机的。

（2）计算检验统计量。在 H_0 为真时，实际观测值 O_i 与理论推断值 E_i 之差应该比较接近 0。所以在 H_0 为真时，式（6.40）所示的检验统计量服从自由度为 $m-1$ 的 χ^2 分布。

$$\chi^2(m) = \sum_{i=1}^{m} \frac{(O_i - E_i)^2}{E_i}, 1 \leqslant i \leqslant m \qquad (6.40)$$

对任意 j（$1<j<128$）进行到 i（$1<i<375$）的 n 次映射，如果下标索引 j 在 i 的映射成均匀分布，则任意 i 值出现的概率应均为 $1/m$，m 为虹膜特征编码二进制序列的位数，这里 $m=375$。理论频数 $E_i=n\times(1/m)=n/375$。统计 i 值实际出现的频数，即为实际观测值 O_i。

（3）接受或拒绝假设。根据设定的显著性水平 α 查出它的 α 分位点 $\chi_\alpha^2(m)$，将统计量 $\chi^2(m)$ 与 $\chi_\alpha^2(m)$ 进行比较，如果 $\chi^2(m)>\chi_\alpha^2(m)$，则拒绝 H_0，否则接受 H_0。

对所有 j 进行到 i 的映射实验，映射次数 $n=10^7$。对任意 j 到 i 的映射值进行 χ^2 检验，共得到 128 个 χ^2 检验统计量，自由度为 $m-1=374$，选择显著性水平 $\alpha=0.05$，查 χ^2 分布概率表得 $\chi_{0.05}^2(374)=419.8$。图 6.10 显示了 j 取不同值时 χ^2 统计量的分布情况。

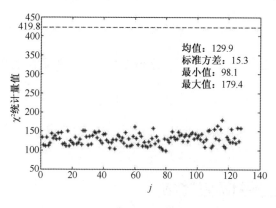

图 6.10　χ^2 检验统计量的分布

从图 6.10 中得出，任意 j 到 i 映射的检验统计量 $\chi^2(374)<\chi_{0.05}^2(374)$，因此接受 H_0 假设，即从虹膜特征编码中选取的密钥是随机序列。

6.3 基于虹膜特征密钥和 AES 的图像加密方法

彩色图像最常用的是 RGB 模型，可以将图像看成是由 R、G、B 3 个分量叠加形成的，RGB 3 个分量都可使用从 0（黑色）到 255（白色）的值，与灰度图像的取值范围一致，所以对灰度图像的加密方法也可应用于彩色图像。

设一张灰度图像用矩阵 $f(i, j)$ 表示，图像的大小为 $M×N$，$0 \leqslant i \leqslant M-1$，$0 \leqslant j \leqslant N-1$。$f(i, j)$ 表示图像第 i 行第 j 列处像素的灰度值，共有 $2^8=256$ 个等级，取值范围是 [0, 255]。由于 AES 方法中的明文输入是以字节为元素的 16 字节矩阵，矩阵元素的取值范围也是 [0, 255]，这与灰度图像像素的灰度值范围一致。因此，本节将 AES 方法中的密钥异或、替换、行移动和列混合应用到灰度图像加密中，加密可以起到以下作用：

（1）利用密钥异或实现像素值变换。

（2）利用替换操作完成图像像素值的替换，起到置乱的作用。

（3）采用行移动和列混合来完成图像像素位置的变换，起到置乱之上的高度扩散。

6.4 密钥的存储和释放

AES 方法是一种对称加密方法，加密后信息的安全性取决于密钥，而不在于加密方法，因为加密方法是公开的。同时，加密和解密都是用同样的密钥，所以对密钥存储和释放的管理至关重要。常用的存储方法是将密钥用保护密钥加密后储存于磁条卡、ROM 芯片或智能卡中，恢复密钥时输入保护密钥，利用解密方法释放密钥即可。实际上这类密钥保护方法的安全性是基于保护密钥的，而保护密钥还是来自外部，这始终是一个安全隐患。而将生物特征和密钥绑定起来，就会免去存储和管理密钥的很多麻烦，同时会使密钥的安全性更高。

生物特征和密钥考虑按以下方式绑定。将生成的密钥 P_1 与 128 bit 的二进制序列 P_2 进行异或操作，生成 128 bit 的二进制序列 P，P_2 可以储存于智能卡或 ROM 芯片中，作为用户的物理身份。将 P 和生物特征组合在一起，并不做任何复杂的操作。在解密方法中需要释放先前生成的密钥对信息进行解密，先进行虹膜特征匹配，如果匹配成功则 P 被释放，然后再与智能卡或 ROM 芯片中的 P_2 异或生成密钥 P_1。该方法在某种意义上达到了双因子（虹膜+令牌）保护密钥的效果，把用户的物理身份和数字身份比较完美地结合在了一起，实际上，本章提出的基于虹膜特征的密钥生成方法的 FAR 和 FRR 与虹膜识别方法的 FAR 和 FRR 一致（参考表 5.1），FRR 最低能达到 0.370 的低错误拒绝率水平。密钥的储存和释放流程如图 6.11 所示。

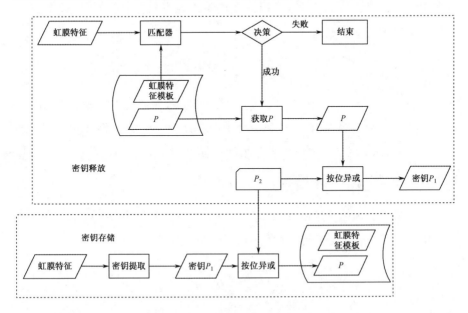

图 6.11 密钥的存储和释放流程

6.5 实验结果与分析

6.5.1 密钥的随机性测试

从 300 个不同类的虹膜特征编码中提取 300 个密钥序列进行随机性测试，测试方法采用 NIST 提出的《随机性测试标准》，该标准包括 16 种测试手段，每种测试手段针对二进制序列随机性的某个方面进行评估，得到一个评估值 P-value，若 P-value 大于预先设定的显著性水平 α，则说明密钥序列通过了测试。本节的密钥为 128 bit，这里选用该标准中的 FT、FBT、RT、ST、AET、LROBT 及 CST 7 种测试手段。判断所生成密钥序列样本的随机性主要依据以下两项标准，如果只满足其中一项标准，则需要增加样本空间进行测试。

（1）通过测试的比例是否超过阈值 T。根据文献[100]，只有当测试通过率高于式（6.41）定义的阈值 T 时，才能认为该方法生成的密钥序列通过了随机性检测中的该项测试。

$$T = \hat{p} - 3\sqrt{\frac{\hat{p}(1-\hat{p})}{m}} \times 100\% \qquad (6.41)$$

式中，$\hat{p}=1-\alpha$，α 为显著性水平，α 一般与样本数 m 的数量级的倒数相关，这里 $m=300$，数量级为 10^2，所以 $\alpha=1/10^2=0.01$，$\hat{p}=0.99$。将 $\hat{p}$ 和 m 的值代入式（6.41）中，得 $T=97.27\%$。如果测试通过率大于 T，则可以认为产生的每个密钥序列中的 0 和 1 是随机产生的。

（2）每项测试所生成的 P-value 值集合是否服从均匀分布。均匀分布特性可由 χ^2 检验确定，检验统计量由式（6.42）确定。

$$\chi^2 = \sum_{i=1}^{10} \frac{\left(F_i - \frac{s}{10}\right)^2}{\frac{s}{10}} \qquad (6.42)$$

将[0,1]区间等间隔地分为 10 个子区间，F_i 为 P-value 值集合在第 i 个子区间内出现的频率。s 为样本空间大小，这里取 $s=300$。根据检验统计量计算 $P\text{-value}_T$，即

$$P\text{-value}_T = \text{igamc}\left(\frac{9}{2}, \frac{\chi^2}{2}\right) \quad (6.43)$$

igamc 为式（6.2）所示的不完备伽马函数。如果 $P\text{-value}_T \geqslant \alpha$，$\alpha=0.01$。则认为密钥序列样本是随机分布的，即每个密钥序列样本之间是独立的。

图 6.12 显示了 7 种测试手段 P-value 值的分布情况，从图中可以看出，总体趋向均匀分布，分析与理想均匀分布的差异，主要原因是样本空间不够大，下一步应增加样本空间进行实验。

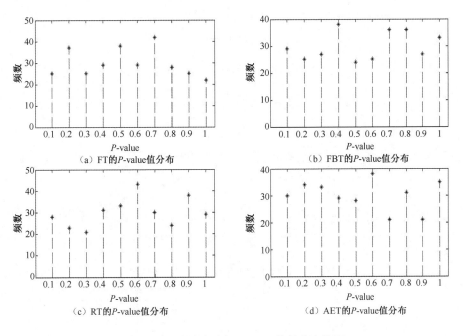

图 6.12 7 种测试手段 P-value 值的分布情况

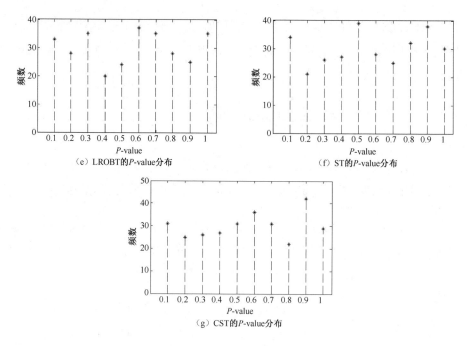

图 6.12　7 种测试手段 P-value 值的分布情况（续）

表 6.7 列出了 300 个密钥序列在 7 种手段测试手段的通过率和 $P\text{-value}_T$。注：NIST 的其他 9 种测试手段要求序列的长度大于 128 bit。表中标注*号的 ST 和 CST 测试包含 2 个子测试，通过率由子测试通过率的最小值决定，$P\text{-value}_T$ 为子测试 P-value 值集合统计量的最小值。

表 6.7 中的通过率都大于 T=97.27%，同时 $P\text{-value}_T$ 值均大于 0.01。所以可以认为提出的密钥生成算法所生成的密钥序列是随机序列。

表 6.7　7 种测试手段的通过率和 $P\text{-value}_T$

测试手段	通过率/%	$P\text{-value}_T$
FT	98.34	0.8546
FBT	99.00	0.8868
RT	99.67	0.4991
AET	99.00	0.8462

续表

测试手段	通过率/%	$P\text{-value}_T$
LROBT	98.33	0.5988
ST*	98.67	0.6495
CST*	98.33	0.0842

6.5.2 图像加密效果与分析

1. 加密效果分析

利用所提取的 128 bit 密钥 P_1 充当 AES 密钥对图像进行加密，明文分组为 128 bit（16 字节），对于图像就是以 4 像素×4 像素子块为加密分组，实验结果如图 6.13 所示，图像大小为 400 像素×280 像素。

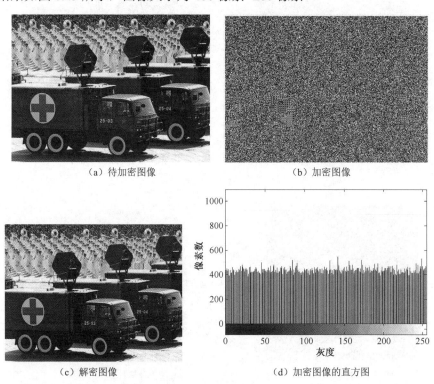

(a) 待加密图像　　(b) 加密图像

(c) 解密图像　　(d) 加密图像的直方图

图 6.13　图像加密效果

对图 6.13（d）进行分析，加密图像的直方图分布比较平坦，接近均匀分布，可以认为图像信号比较随机，加密图像的可读性越差，还原的可能性就越小，也就是说加密后图像更安全。

2. 与 Arnold 变换加密安全性的比较

采用 Arnold 变换对图 6.13（a）所示图像进行置乱加密，由于 Arnold 变换要求输入图像为方阵图像，所以在图 6.13（a）中截取带有重要信息的方块（大小为 280 像素×280 像素）进行实验，如图 6.14（a）所示。图 6.14（b）为本节提出方法的加密效果，图 6.14（c）为 Arnold 变换的加密效果，迭代次数与 AES 的加密轮数相等，均为 10 次。图 6.14（d）为图 6.14（b）的直方图，图 6.14（e）为图 6.14（c）的直方图。

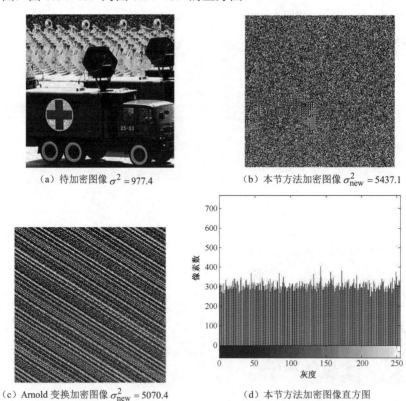

(a) 待加密图像 $\sigma^2 = 977.4$　　(b) 本节方法加密图像 $\sigma_{new}^2 = 5437.1$

(c) Arnold 变换加密图像 $\sigma_{new}^2 = 5070.4$　　(d) 本节方法加密图像直方图

图 6.14　本节方法与 Arnold 变换加密效果的比较

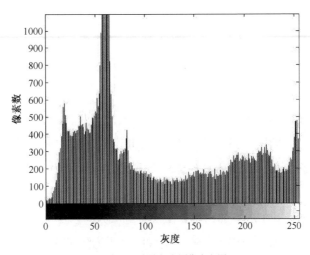

（e）Arnold 变换加密图像直方图

图 6.14　本节方法与 Arnold 变换加密效果的比较（续）

根据 6.1.4 节置乱程度定义分别计算两种方法加密后图像的置乱程度。

$$\mu_{\text{iris}} = \frac{\sigma_{\text{new}}^2}{\sigma_{\text{org}}^2} = \frac{5437.1}{977.4} = 5.56 \quad (6.44)$$

$$\mu_{\text{arnold}} = \frac{\sigma_{\text{new}}^2}{\sigma_{\text{org}}^2} = \frac{5070.4}{977.4} = 5.18 \quad (6.45)$$

式中　μ_{iris}——本节提出方法加密图像后的置乱程度；

μ_{arnold}——Arnold 变换加密图像后的置乱程度。

本节方法加密图像后的置乱程度大于 Arnold 变换加密图像后的置乱程度；同时，对加密图像的直方图进行分析，本节方法加密图像的直方图较 Arnold 变换加密图像的直方图平坦，图像信号较随机，加密图像的可读性越差，还原的可能性就越小，加密后的图像就更安全。根据以上分析得出，本节提出的加密方法在图像加密的安全性上比 Arnold 变换的高。

6.6　本章小结

本章提出了一种基于虹膜特征的密钥提取方法，从 375 bit 的虹膜特征编码中随机提取 128 bit 二进制序列充当密钥，并对所提取密钥的随机性进行了证明；设计了密钥的存储和释放流程，利用虹膜识别的高安全性保护密钥，实现了双因子（虹膜+令牌）保护密钥的效果。将基于虹膜特征的密钥和 AES 加密方法结合应用在图像加密中。从实验结果来看，提取的密钥序列经过了 NIST 的随机性测试，密钥生成方法生成的密钥为随机序列，从图像加密效果来看，取得了较好的加密效果，且加密图像的安全性较经典 Arnold 变换置乱方法加密的安全性高。同时，AES 方法与基于虹膜特征密钥的结合保证了本章所提加密方法的安全性。

参考文献

[1] 田启川,张润生. 生物特征识别技术综述[J]. 计算机应用研究,2009,26(12): 4401-4410.

[2] 袁晓燕. 虹膜定位、形变及特征提取研究[D]. 上海:上海交通大学,2008.

[3] MONRO D M, RAKSHIT S, ZHANG D. DCT-based Iris Recognition[J]. IEEE Transactions on Pattern Analysis and Machine Intelligence-Special Issue on Biometrics: Progress and Directions, 2007, 29(4): 586-595.

[4] FLOM L, SAFIR A. Iris Recognition System[P]. US: Patent, 1987, 4641(349): 1987-2-3.

[5] JOHNSON R G. Can Iris Patterns be used to Identify People[C]//Chemical and Laser Sciences Division LA-12331-PR, Los Alamos National Laboratory, 1991: 8-12.

[6] DAUGMAN J. High Confidence Visual Recognition of Persons by a Test of Statistical Independence[J]. IEEE Transactions on Pattern Analysis Machine Intelligence, 1993, 15(11): 1148-1161.

[7] WILDES R, ASMUTH J C. A System for Automated Iris Recognition[C]//Proceedings of the 2nd IEEE Workshop on Applicant Computer Vision, Sarasota, FL, USA, 1994: 121-128.

[8] BOLES W W, BOASHASH B. A Human Identification Technique Using Images of the Iris and Wavelet Transform[J]. IEEE Transactions on Signal Processing, 1998, 46(4): 1185-1188.

[9] LIMS S, LEE K, BYEON O, et al. Efficient Iris Recognition through Improvement of Feature Vector and Classifier[J]. ETRI Journal, 2001, 23(2): 61-70.

[10] 王介生. 虹膜识别装置:ZL2300955[P]. 1998-12-16.

[11] 田启川. 不完美虹膜的定位、分割、特征提取与分类识别[D]. 西安：西北工业大学，2005.

[12] 田捷，杨鑫. 生物特征识别技术与应用[M]. 北京：电子工业出版社，2005.

[13] 孙彩堂. 彩色虹膜图像识别算法的研究[D]. 长春：吉林大学，2009.

[14] ISHWAR K S. Biometrics: Overview and Applications[M]. US: Springer, 2006: 118-123.

[15] The Integrated Automated Fingerprint Identification System[EB/OL]. http://www.fbi.gov/about-us/cjis/fingerprints_biometrics/iafis/iafis, 2011-3-1.

[16] Biometrics Review: 2008/2009[R]. Biometric Technology Today January, 2009, 2: 9-11.

[17] Electronic and Digital Signature Solutions for PDF/LiveCycle Forms / Interactive Forms with Your Biometric Hand Written Signature[EB/OL]. http://www.signature-perfect.com/uk/f_left.htm.

[18] KIEFFER J, KEVIN T. DoD Biometrics-Lifting the Veil of Insurgent Identity[J]. ArmyAL&T, 2010, 3.

[19] 常郝，周国祥，吴仲申，等. 基于生物特征的密钥生成研究[J]. 计算机应用研究，2007，24（7）：133-134.

[20] DAUGMAN J. Biometric Personal Identification System Based on Iris Analysis: ZL5291560[P].

[21] 黄芹. 非合作式虹膜识别研究[D]. 成都：电子科技大学，2008：8-10.

[22] 陈英. 用于个人身份鉴别的虹膜生物特征识别[D]. 西安：西安电子科技大学，2007：20-22.

[23] 谭铁牛，王蕴红，马力. 活体虹膜图像采集装置：ZL2508306[P]. 1994-3-1.

[24] 刘涛. 基于小波方法的虹膜识别研究[D]. 长沙：国防科学技术大学，2005.

[25] ZHANG G, SALGANICOFF M. Method of Measuring the Focus of Close-Up Images of Eyes: ZL5953440[P]. 1999-9-14.

[26] WILDES R P. Iris Recognition：An Emerging Biometric Technology[J].

Proceedings of the IEEE, 1997, 85(9): 1348-1363.

[27] GYUNDO K, YUNGCHEOL B, KWANYONG L, et al. Improved Techniques for an Iris RecognitionSystem with High Performance[C]// Australian Joint Conference on Artificial Intelligence, Adelaide, Australia, 2001: 177-188.

[28] DAUGMAN J. Statistical Richness of Visual Phase Information: Update on Recognizing Persons by Iris Patterns[J]. International Journal of Computer Vision, 2001, 45(1): 25-38.

[29] MA L, TAN T, WANG Y, et al. Personal Recognition Based on Iris Texture Analysis[J]. IEEE Transactions on Pattern Analysis and Machine Intelligence, 2003, 25(12): 1519-1533.

[30] 何孝富. 活体虹膜识别的关键技术研究[D]. 上海：上海交通大学，2007.

[31] Institute of Automation, Chinese Academy of Sciences. CASIA iris image database[EB/OL]. (2007-12-23). http://www.cbsr.ia.ac.cn/English/Irisdatabase.asp.

[32] DAUGMAN J. The importance of being random: Statistical principles of iris recognition[J]. Pattern Recognition, 2003, 36: 279-291.

[33] WILDES R. A System for Automated Iris Recognition[J]. Proceedings of the Second IEEE Workshop on Applications of Computer Vision, Sarasota, FL, USA, 1994: 121-128.

[34] 王蕴红，朱勇，谭铁牛. 基于虹膜识别的身份鉴别[J]. 自动化学报，2002，28（1）：3-4.

[35] 王成儒，胡正平. 基于几何特征的虹膜定位算法[J]. 中国图像图形学报，2003，8A（6）：684-686.

[36] 苑玮琦，马军防，狄文彬. 基于主动轮廓线的虹膜定位方法[J]. 计算机工程与应用，2003，39（34）：104-107.

[37] MATEY J, HANNA K, KOLCYZNSKI, et al. Iris on the Move: Acquisition of Images for Iris Recognition in Less Constrained Environments[J]. Proceedings of the IEEE, 2006, 94(11): 1936-1947.

[38] 何家峰，廖曙铮，叶虎年，等. 虹膜定位[J]. 中国图形图像学报，2000，5（A）（3）：253-255.

[39] 杨文，于力，王宽全，等. 虹膜定位的快速算法[J]. 计算机工程与应用，2004，10：82-84.

[40] 韩方，陈颖，陆亭立. 虹膜定位算法[J]. 上海大学学报（自然科学版），2001，7（6）：501-503.

[41] 袁晓燕，施鹏飞. 活体虹膜图像的定位与分割[J]. 数据采集与处理，2006，21（2）：138-142.

[42] 马争，黄炜. 曲线拟合的虹膜定位算法研究[J]. 电子科技大学学报，2009，38（3）：427-429.

[43] 尤鸿霞，王寿兵. 虹膜识别技术中瞳孔特征参数分析[J]. 苏州大学学报，2006，22（3）：61-63.

[44] 苑玮琦，张锐. 一种改进的虹膜定位方法[J]. 光电工程，2008，35（9）：134-136.

[45] 吴建华，邹德旋，李静辉. 一种快速精确的虹膜定位方法[J]. 仪器仪表报，2007，28（8）：1469-1473.

[46] DAUGMAN J. How Iris Recognition Works[J]. IEEE Transactions on Circuits and Systems for Video Technology, 2004, 14: 21-30.

[47] CASTLEMAN K R. 数字图像处理[M]. 北京：电子工业出版社，1998：176-177.

[48] 冯桂. 基于形态学变换理论的虹膜识别方法[J]. 仪器仪表学报，2006，27（6）：2309-2310.

[49] 张艳玲，刘佳雄，曹东，等. 数学形态学的基本算法及在图像预处理中应用[J]. 科学技术与工程，2007，7（3）：356-357.

[50] 冈萨雷斯. 数字图像处理[M]. 2版. 北京：电子工业出版社，2007：429.

[51] 赵玉环，王勤，张利伟，等. 数学形态学在紫外目标检测中的应用[J]. 计算机工程与应用，2009，45（29）：221.

[52] 周俊，罗挺，王帅，等. 不均匀光照下的虹膜定位算法研究[J]. 后勤工

程学院学报，2010，26（6）：78-79.

[53] 来毅，路陈红，卢朝阳. 用于虹膜识别的眼睑及眼睫毛遮挡检测[J]. 计算机辅助设计与图形学学报，2007，19（3）：346.

[54] KANG B J, PARK K R. A Robust Eyelash Detection based on Iris Focus Assessment[J]. Pattern Recognition, 2007, 28(13): 1630-1639.

[55] WILDES R. Iris Recognition: an Emerging Biometric Technology[J]. Proceedings of the IEEE, 1997, 85(9): 12-14.

[56] MASEK L. Recognition of Human Iris Patterns for Biometric Identification[R]. Technical Report, School of Computer Science and Software Engineering, University of Western Australia, 2003.

[57] KONG W, ZHANG D. Accurate Iris Segmentation based on Novel Reflection and Eyelash Detection Model[C]//Proceedings of 2001 International Symposium on Intelligent Multimedia, Video and Speech Processing, Hong Kong, 2001: 263-266.

[58] ZHANG D, MONRO D M, RAKSHIT S. Eyelash Removal Method for Human Iris Recognition[C]// Proceedings of IEEE International Conference Image Processing, Atlanta, GA, 2006: 285-288.

[59] JAIN J, KWIJU K, YILLBYUNG L. Efficient Algorithm of Eye Image Check for Robust Iris Recognition System[C]//10th Intentional Conference on Computer Analysis of Images and Patterns. University of Groningen, North of the Netherlands, 2003: 301-308.

[60] IVINS J P, PORRILL J, FRISBY J P A. Deformable Model of the Human Iris Driven by Nonlinear Least-squares Minimization[C]//The 6th International Conference on Image Processing and its Applications, Dublin, Ireland, 1997: 234-238.

[61] WYATT H J. A "Minimum-Wear-And-Tear" Meshwork for the Iris[J]. Vision Researc, 2000, 40(16): 2167-2176.

[62] THORNTON J, SAVVIDES M, VIJAYAR B V K. A Bayesian Approach to

Deformed Pattern Matching of Iris Images[J]. IEEE Transaction on Pattern Analysis and Machine Intelligence, 2007, 29(4): 596-606.

[63] 田启川. 虹膜识别原理及算法[M]. 北京：国防工业出版社，2010.

[64] 林忠华. 基于人眼自然睁开状态下的虹膜识别方法研究[D]. 沈阳：沈阳工业大学，2008.

[65] BOLES W, BOASHASH B. A Human Identification Technique Using Images of the Iris and Wavelet Transform[J]. IEEE Transactions on Signal Processing, 1998, 46(4): 1185-1188.

[66] QIU X C, SUN Z N, TAN T N. Global Texture Analysis of Iris Images for Ethnic Classification[J]. Lecture Notes in Computer Science, 2005, 3832: 411-418.

[67] LI M, TAN T N, WANG Y H, et al. Efficient Iris Recognition by Characterizing Key Local Variations[J]. IEEE Transactions on Image Processing, 2004, 13(6): 739-750.

[68] LI M, TAN T N, WANG Y H, et al. Local Intensity Variation Analysis for Iris Recognition[J]. Pattern Recognition, 2004, 37(6): 1287-1298.

[69] 徐中宇. 虹膜识别算法的研究[D]. 长春：吉林大学，2006.

[70] 杨建国. 小波分析及其工程应用[M]. 北京：机械工业出版社，2007.

[71] 蔺朝阳. 基于 Haar 小波的虹膜识别算法研究[D]. 成都：电子科学技术大学，2007.

[72] JANG J, PARK K R. A Study on Multi-Unit Iris Recognition[C]// Proceedings of 8th Control, Automation, Robotics and Vision Conference. Noordwijkerhout, Netherlands, 2004, 12: 1244-1249.

[73] CHUN-NAM C, RONALD C. Iris Recognition for Palm-Top Application[J]. Lecture Notes in Computer Science, 2004, 3072: 426-433.

[74] BURRUS C S, RAMESH A, GUO H T. Introduction to Wavelet and Wavelet Transform[M]. 北京：机械工业出版社, 2008.

[75] SUNG H, LIM J, PARK J. Iris Recognition Using Collarette Boundary

Localization[C]//Proceedings of the 17th International Conference on Pattern Recognition. Washington, DC, USA 2004: 857-860.

[76] LI M, WANG Y H, TAN T N. Iris Recognition based on Multichannel Gabor Filtering[C]//Proceedings of 5th Asian Conference on Computer Vision, 2002, Ⅰ: 279-283.

[77] NOH S, BAE K, PARK Y, et al. A NOVEL METHOD to Extract Features for Iris recognition System[C]//Proceedings of the 4th International Conference on Audio-and Video-based Biometric Person Authentication. Springer-Verlag Berlin, Heidelberg, 2003: 862-868.

[78] ZHOU J, LUO T, LI M, et al. Using 2D Haar Wavelet Transform for Iris Feature Extraction[C]//Asia-Pacific Conference on Information Theory, 2010: 60-63.

[79] 李晖, 李丽香, 邵帅. 对称密码学及其应用[M]. 北京: 北京邮电大学出版社, 2009.

[80] American National Standard -Financial Institute Key Management (Wholesale). ASC X9 Secretariat-American Bankers Association: ANSI X9.17 (Revised)[P], 1985.

[81] 肖云茹. 概率统计计算方法[M]. 天津: 南开大学出版社, 1994.

[82] US National Institute of Standards and Technology. NIST Special Publication 800-22 [EB/OL]. [2008-04-14]. http://csrc.nist.gov/rng/rng2.html.

[83] 师国栋, 康绯, 顾海文. 随机性测试的研究与实现[J]. 计算机工程, 2009, 35 (20): 145-146.

[84] ANDREW R. A Statistical Test Suite for Random and Pseudorandom Number Generators for CryptographicApplications[Z]. http://csrc.nist.gov/groups/ST/toolkit/rng/index.html.

[85] RICHARD S. 经典密码学与现代密码学[M]. 北京: 清华大学出版社, 2005: 133-145.

[86] 刘连浩, 温从剑. AES 的差分—代数攻击[J]. 计算机工程与应用, 2010,

46（5）：111-113.

[87] 陈燕梅，张胜元. 基于一类随机矩阵的数字图像置乱新方法[J]. 江南大学学报：自然科学版，2006，5（1）：6-9.

[88] 查光明，熊贤祚. 扩频通信[M]. 西安：西安电子科技大学出版社，2002.

[89] 樊昌鑫，徐炳样. 通信原理[M]. 5 版. 北京：国防工业出版社，2001.

[90] 张贤达，保铮. 通信原理[M]. 北京：国防工业出版社，2000.

[91] 张小华，刘方，焦李成. 一种基于混沌序列的图像加密技术[J]. 中国图像图形学报（A版），2003，8（4）：374-378.

[92] 柏森，曹长修，王田，等. 基于骑士巡游变换的数字图像细节隐藏技术[J]. 中国图像图形学报，2001，6（11）：1096-1100.

[93] 柏森，廖晓峰. 基于 Walsh 变换的图像置乱程度评价方法[J]. 中山大学学报（自然科学版），2004，43（S2）：58-61.

[94] 卢振泰，黎罗罗. 一种新的衡量图像置乱程度的方法[J]. 中山大学学报（自然科学版），2005，44（增刊）：126-129.

[95] 张华熊，仇佩亮. 置乱技术在数字水印中的应用[J]. 电路与系统学报，2001，6（3）：33-36.

[96] 柏森，曹长修. 图像置乱程度研究[C]//信息隐藏全国学术研讨会（CIHW2000/2001）论文集. 西安：西安电子科技大学出版社，2001：75-81.

[97] 陈珂. 基于 Rijndael 的彩色图像加密算法的研究[J]. 计算机工程与设计，2007，28（20）：4908-4910.

[98] 赵刚，唐真，李建平. 基于生物特征的密钥生成和 Rijndael 算法的图像加密方案[J]. 计算机工程与科学，2009，31（12）：11-12.

[99] 田捷，杨鑫. 生物特征加密技术概述（二）[J]. 中国自动识别技术，2008，12：94-95.

[100] 师国栋，康绯，顾海文. 随机性测试的研究与实现[J]. 计算机工程，2009，35（20）：145-146.